JN260925

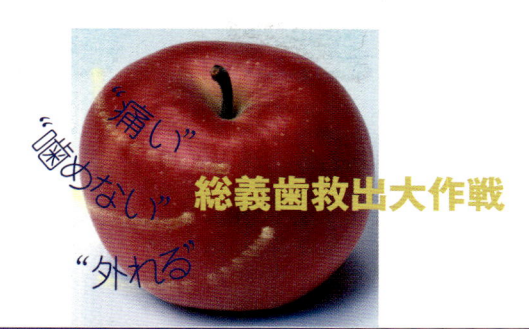

"痛い"
"噛めない"　総義歯救出大作戦
"外れる"

カワラダ デンチャー システム
臨床質疑応答集

川原田幸三
山口久和
川原田美千代
【著】

学際企画

はじめに

　私が1987年にハイドロキャストプログラム(以下H-C P.)に初めて出会った時，即座に"有床義歯の治療法はこれだ！"と確信致しました。当時の私は，とくに顎堤が著しく吸収した症例や，咬合の不正な義歯を長期間使っておられたため顎関節に異常をきたしているような患者さんにとても苦労していた時期でありました。H-C P.とは，まず基準値でリンガライズドの咬合様式に人工歯排列した治療用義歯を作り，それを患者さんの実生活に使って頂き，来院の都度，咬合調整・粘膜調整をしながらティッシュ-コンディショニングを完了させ，術者・患者ともに充分満足が得られた時点で，粘膜面にはほとんど歪みを出さない重合器，ハイドロキャストマシーンで完成義歯を製作するというシステム化された手法でありましたので，理論上は心から納得できるものだったのです。

　しかし様々な症例を数多くこなしていくうち，すべてのケースを成功させるためには幾多の改良が必要である事が判明しましたので，試行錯誤しながら診療操作，技工操作，それに使用する器具・器材などに開発・改良の手を加えて，カワラダ デンチャー システムを完成させ，その手法を皆様にお伝えしてきた訳であります。

　毎回セミナーの終わりに数多くの質問を頂き，出来得る限りご納得の頂けるように応答させて頂いておりましたが，この度，過去13年間分の質疑応答の記録に目を通してみまして，『これは部門を分類して整理し，さらに回答を補強すれば，種々の段階で義歯治療に困っておられる先生の格好の手引き書になるではないか！』と，私自身の過去に照らし合わせて確信するに至りました。

　歯科医術も科学技術の一端ですので，私達歯科医師は，科学的理論に基づいた技術を患者さんに提供する事により歯科治療を行うわけであり，これまでに学んだ事柄を基礎として臨床に応用し，確かな結果を積み重ねて進歩・発展させていくものであります。始めから独力でコツコツやられるのも大事ですが，確実で完成度の高い理論や技術をきちんと身につけて，そこからさらにしなやかに発展させて行くのが，現代科学のあるべき姿だ！と，私は考えています。

　本書をお読み下さり，義歯に対する正しい知識と治療技術を少しでも多く取り入れて頂き，さらに興味をお持ちになられたら，ご自分のハードルを高

めに設定なさって，私どもの講演及び実技・実習セミナーにお越し下さり，カワラダ デンチャー システムを習得して下さい。そしてその過程の中で出てくる疑問・不明点はドンドンとご質問頂き，自信をもってデンチャーワークに取り組み，患者さんには快適な口腔環境を，そして歯科医師・歯科医院にとってよりよき経済効果が生まれる事を願ってやみません。

　執筆者は21世紀の歯科医療を皆様と一緒に研鑽し，発展させていきたいと願っております。

　2001年7月吉日

執筆者　川原田 幸三

【略語一覧】

ティッシュ-コンディショナー (Tissue Conditioner) ➡ T-C
ティッシュ-コンディショニング ➡ T-コン
リンガライズド オクルージョン (Lingualyzed Occlusion) ➡ Ling.O.
フルバランスド オクルーション (Fullbalanced Occlusion) ➡ Ful.O.
治療用義歯 (treatment denture) ➡ t.d.
ハイドロキャスト ➡ H-C®
full denture ➡ f.d.
partial denture ➡ p.d.
Hydro-Cast Program ➡ H-C P.

目　次

- No. 1. カワラダ デンチャー システムとは ………………………… p. 7
- No. 2. Hydro-Cast-Program の改良点とその理由 ………………… p. 22
- No. 3. カワラダ デンチャー システムの適応症と禁忌症 ………… p. 32
- No. 4. カワラダ デンチャー システムの
患者への説明(インフォームドコンセント) ………………… p. 41
- No. 5. 総義歯治療に着手するための前処置 ………………………… p. 47
- No. 6. 個人トレーの製作と顎堤粘膜の印象採得法 ………………… p. 57
- No. 7. 作業用模型の製作および削除・整形 ……………………… p. 61
- No. 8. 床の外形の決定と基礎床の製作 …………………………… p. 64
- No. 9. カワラダデンチャーシステムで使用する人工歯 ………… p. 67
- No.10. 上顎前歯部の人工歯排列法
および上顎臼歯部の人工歯排列位置 ………………………… p. 73
- No.11. 咬合採得法と適正な義歯の咬合高径について ……………… p. 80
- No.12. 下顎前歯部および臼歯部の人工歯排列法 ………………… p. 93
- No.13. フルバランスド オクルージョン(Ful.O.) VS
リンガライズド オクルージョン(Ling.O.) ………………… p. 98
- No.14. T-Cパッキング ジグの機構・特徴およびその必要性 …… p.104
- No.15. 上顎口蓋部と下顎舌側床縁の延長 ………………………… p.111
- No.16. T-Cパッキング ジグを使用したリライニング法 ………… p.116
- No.17. フラビーガムへの対応 ……………………………………… p.121
- No.18. 咬合調整法 …………………………………………………… p.124
- No.19. 顎位(中心位)の決定法 ……………………………………… p.126
- No.20. 顎関節に異常があると思える症例の対処法 ……………… p.129
- No.21. T-Cによる粘膜調整法 ……………………………………… p.133
- No.22. T-C填入後の異常 …………………………………………… p.139
- No.23. 下顎義歯が外れる・浮き上がる・飛び出す原因と対策 … p.142
- No.24. 治療用義歯による動的機能印象採得 ……………………… p.144

No.25. "重合くん"による最終義歯の製作と技工操作 ・・・・・・・・・・・・・・・・・・・・ p.146
No.26. 最終義歯製作中の患者への対応 ・・・・・・・・・・・・・・・・・・・・・・・・・・・・・・・ p.157
No.27. 最終義歯装着後のトラブルおよび義歯の管理とリコール ・・・・・・・・・ p.158
No.28. カワラダ デンチャー システム
　　　 総義歯　実技・実習について ・・・・・・・・・・・・・・・・・・・・・・・・・・・・・・・ p.165
追補　実技・実習セミナー受講の先生とのQ&A ・・・・・・・・・・・・・・・・・・・・・・ p.167
文　献 ・・・ p.183
索　引 ・・・ p.189

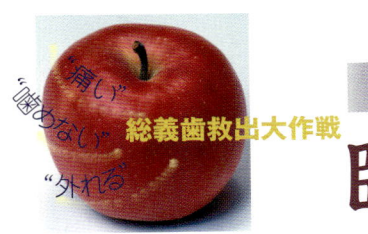

"痛い"
"噛めない"　総義歯救出大作戦
"外れる"

カワラダ デンチャー システム
臨床質疑応答集

No.1 カワラダ デンチャー システムとは

> **Q1-1.** 大学を出てから，総義歯患者はほとんど手がけていないが，大学で教えられた総義歯製作法と基本的にどこが違うのか？従来の方法（大学で教えられた）は何故，患者を満足させられないのか？　　　　　　　　（三重県：M.K.）

A1-1. 決定的な根本的差違を端的に言いますと，これまでの義歯製作法は印象採得も咬合採得も術者の主観で決定していましたので，同じ患者の症例を同じ術者が治療しても，結果はバラバラで客観的再現性に欠けていました。

従来法を簡単にまとめてみますと

①顎堤粘膜の印象採得

　原則として，この最初の印象面が最終義歯の粘膜面になる。印象材の性状や術者の印象圧により，印象面は大きく異なってくる。

②上下顎同時に，ロウ堤による咬合採得

　この時の咬合の高さは，大概の場合術者の主観で決定される。その患者の正しい咬合位であるという確信はまったく持てない。しかも上下顎ともワックスのため，患者が噛み込んだ時ズルッと滑って，術者の意図した高さ・位置からずれてしまう事が懸念される。

③人工歯排列をしたロウ義歯を患者の口腔に戻して試適

　この時もチェアーサイドのわずかな時間で，人工歯の排列の具合や色・前歯の出具合等を術者の感覚で決めてしまう場合がほとんどで，しかもこの段階で床の吸着の程度は多少分かっても，咬合位の適否・噛め具合等はまったく不明である。

④完成義歯の重合

　これまでの重合法では，程度の差はあれ重合および熱変化によるレジンの歪みが必ず発生する。

⑤患者に装着するまでは，成果が判明しない

　セットしたその日から，ぴったりフィットして何でも食べられるなどという事はまったく望めない。何度も何度も調整を繰り返さねばならないし，場合によっては作り直したり，全然使用されずに次の歯科医院に移ってしまわれたりする。

表1 現在行なわれている総義歯作製法

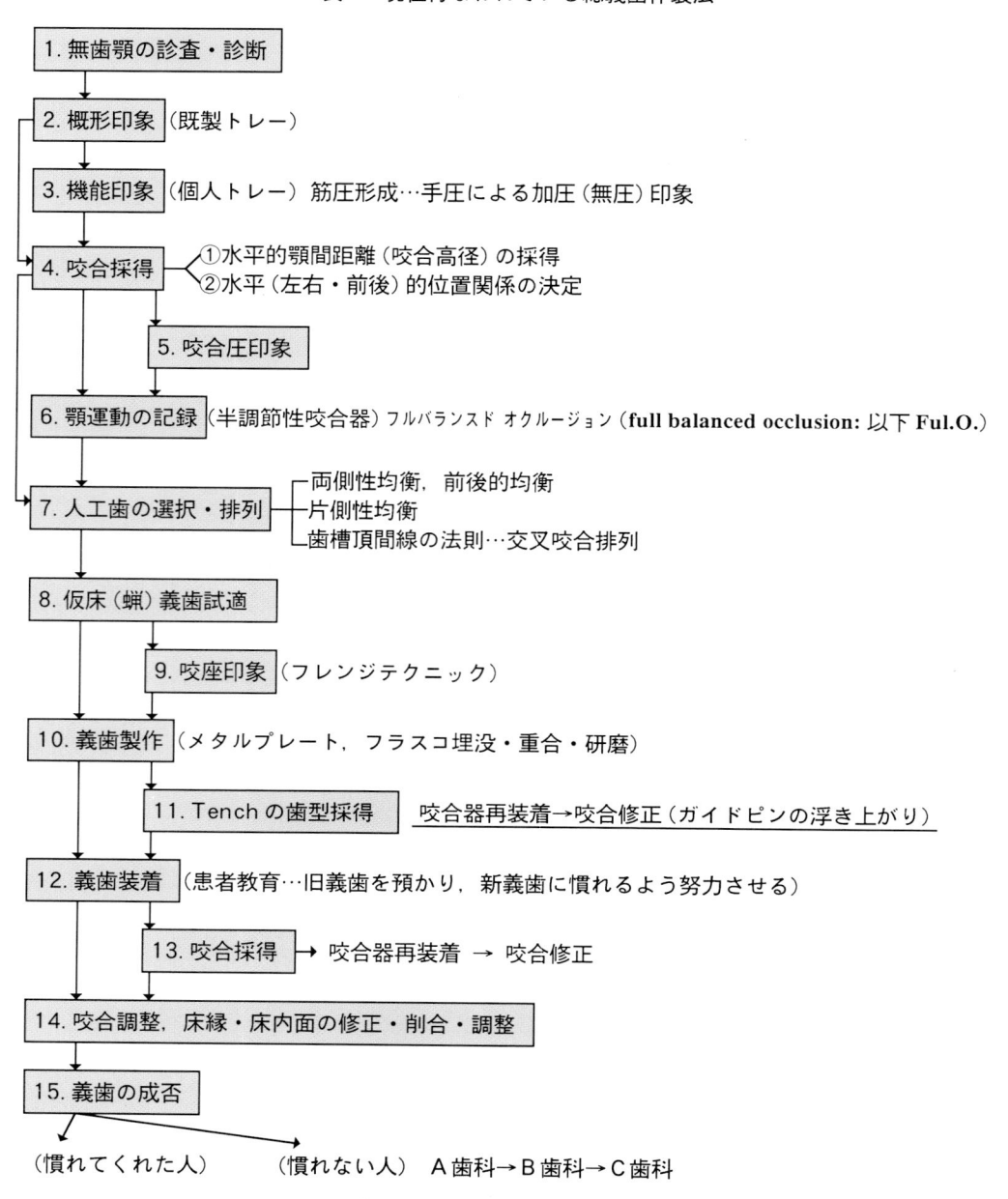

```
1. 無歯顎の診査・診断
   ↓
2. 概形印象（既製トレー）
   ↓
3. 機能印象（個人トレー）筋圧形成…手圧による加圧（無圧）印象
   ↓
4. 咬合採得 ──①水平的顎間距離（咬合高径）の採得
            └②水平（左右・前後）的位置関係の決定
   ↓
5. 咬合圧印象
   ↓
6. 顎運動の記録（半調節性咬合器）フルバランスド オクルージョン（full balanced occlusion: 以下 Ful.O.）
   ↓
7. 人工歯の選択・排列 ──両側性均衡，前後的均衡
                    ├片側性均衡
                    └歯槽頂間線の法則…交叉咬合排列
   ↓
8. 仮床（蝋）義歯試適
   ↓
9. 咬座印象（フレンジテクニック）
   ↓
10. 義歯製作（メタルプレート，フラスコ埋没・重合・研磨）
   ↓
11. Tenchの歯型採得　咬合器再装着→咬合修正（ガイドピンの浮き上がり）
   ↓
12. 義歯装着（患者教育…旧義歯を預かり，新義歯に慣れるよう努力させる）
   ↓
13. 咬合採得 → 咬合器再装着 → 咬合修正
   ↓
14. 咬合調整，床縁・床内面の修正・削合・調整
   ↓
15. 義歯の成否
     ↓            ↓
（慣れてくれた人）（慣れない人） A歯科→B歯科→C歯科
```

従来法の最大の難点は，義歯を完成し「12. 義歯装着」で，実際に使用してもらうまでその成果が分からないということである。
辛抱できなければ，歯科医院を次から次へとハシゴせざるを得なくなる。

次にカワラダ デンチャー システムでは

①個人トレーによる顎堤粘膜の印象
　これは治療用義歯 (treatment denture:以下 t.d.) の製作のためであるから，それほど神経質にならなくても良く，出来る限り顎堤粘膜を広い範囲で印象採得するように気をつければよい。

②上顎は基準値に人工歯を (仮) 排列し，下顎はロウ堤で咬合採得
　この高さが真の中心位を捉えているものかどうかは不明であるが，t.d.を製作してから，患者の実生活で使って頂いて，粘膜調整・咬合調整をしながら適正な位置を採得していく。

③床辺縁の獲得と口蓋後縁の延長による辺縁封鎖
　義歯床が外れないように吸着を出し安定させるためには，まず床の辺縁封鎖をする事がもっとも重要である。
　詳しいテクニックは，該当する質問項目 (No. 15) で丁寧に解説してありますので参照して下さい。

④中心位の確立
　Ling.O.の咬合様式に人工歯排列した義歯で，その患者固有の咬合位 (中心位) を捉えたら，天然歯以上の咀嚼力が得られ，それこそアワビでもイカでも，リンゴの丸かじりでも何でもして頂けるようになる (こちらも No. 19をご覧下さい)。

⑤動的機能印象採得
　床粘膜面にティッシュ コンディショナー (Tissue Conditioner:以下 T-C) を填入して患者の実生活で使用してもらって，3～5日間の間隔で粘膜調整・咬合調整を繰り返す。その間 T-C の延びた箇所や分厚くなった箇所をリライニングしたりして，患者も術者も完全に満足を得るところまで治療を続ける (この時の T-C の填入には，専用の T-C パッキング ジグを使用しなければならない)。

⑥機能的 (咀嚼・発音) 審美的な要求を 100% 満たされたなら，臨床的には歪みゼロの水圧加熱精密重合器 (重合くん®) で重合・完成。

⑦装着時には無調整。その日から何でも食べて頂けるようになるまでには，従来法よりかなりの時間を要するが，システム通りの手順をたどって行けば誰でも確実な結果が得られる。

　筆者らは本システムを多くの先生に理解して頂きたいと思いましてカラーアトラス「歯科開業医必携シリーズ」全6巻 (巻末文献1～6) の文献4，5に詳しく書かせて頂きましたので，是非そちらを参考にしてチャレンジして下さい。

表2 カワラダ デンチャー システムによる無調整義歯製作法

旧義歯を改造して製作する方法(旧義歯を用いず個人トレーでの印象からはじめる方法については P.30, 表5に示してあります)

診察室 / 技工室(所)

診察室	技工室(所)
1. 診査・診断 　旧義歯のデュプリケート印象	複製(デュプリケート)義歯の製作
2. 複製義歯の試適・調整 　T-C填入…複製義歯の装着	
3. 抜歯と同時に増歯用の印象, 床縁長のための取り込み印象	抜歯部の増歯, 複製義歯の床縁の延長 改造義歯の製作
4. 抜歯後, 改造義歯の試適 　T-Cパッキング(改造義歯の装着)	
5. 粘膜調整・咬合調整	
6. 咬合高径の適正化, 咬合採得 　(治療用義歯(以下 t.d.)製作のため) 　顎・顔面の計測, 人工歯選択	改造義歯(T-C)粘膜面への模型材注入 …作業用模型の製作 基礎床の製作 上下顎人工歯排列 ロウ義歯完成
7. ロウ義歯試適	
8. t.d.試適 　フィットテストにて床粘膜面の削合・調整 　(2～3回)	t.d.の製作 ①重合用模型の製作 ②埋没・重合(重合くん) ③上顎臼歯人工歯:メタルブレードカスプ T-Cパッキング ジグの装着
9. T-C計量・混和・重合 　T-Cパッキング: t.d.装着	
10. 粘膜調整・咬合調整	下顎臼歯人工歯:自家製メタルフォッサ 両側性平衡咬合の付与・研磨
11. 床辺縁の獲得, 後縁の延長による辺縁封鎖	
12. 粘膜調整・咬合調整	ボクシング (最終義歯の)作業用模型の製作 咬合面コアの採得 t.d.咬合器装着 咬合面コアの咬合器装着 t.d.研磨面の印象 最終義歯製作 　①人工歯列の切り取り 　②人工歯列再排列・研磨面の再現 　③埋没・流蠟・レジン填入 　④重合(重合くん)・研磨 最終義歯完成
13. T-C動的機能印象完了	
14. 最終無調整義歯の装着	
15. 経過観察	

Q1-2. カワラダ デンチャー システムをやっていくには，最初に何を用意すべきか？
(石川県：T.K.)

A1-2. ①まず先生ご本人が，患者のために必ず良く噛める総義歯を作ってあげるのだ！という固い決意を持って，くじけず頑張り通す意志を持ってください。少々時間やお金が掛かっても，「天然歯に劣らない良く噛める総義歯を作って欲しい」という患者さんを確保して下さい。それも出来れば並行して3人ほど同時に手掛けると，進歩は格段に早いと思います。そして本システムのテクニックをマスターされる一番の近道は，筆者らの実技・実習セミナーを受講して頂く事であると思います。

②治療を始めるに当たってご留意頂きたい事項を列挙致しますと，

 ⓐ T-C パッキング ジグと T-C および関連器具を準備して下さい。T-C は，基本的にはどのメーカーのを使って頂いても良いのですが，治療の進み具合で適宜，最適なものに替えて行って頂くとより効果的です。

 ⓑ t.d. の人工歯排列は，リンガライズド オクルージョン (Lingualyzed Occlusion：以下 Ling.O.)で，臼歯の咬頭傾斜は30°のものを使用します。これまでのようにフルバランスド オクルージョン (Fullbalanced Occlusion：以下 Ful.O.)の咬合様式では絶対に成功致しません。元来 Ful.O. の咬合様式の義歯では，粉液比1：1のT-CによるT-コンは決して上手く行きません。何故なら Ful.O. では噛みしめた時，顎堤に過度の力が掛かってT-Cが床面にとどまらず，床縁に排除されてしまうからです。この場合T-Cは単なるクッションマテリアルの働きをして痛みを和らげているだけなのです。

 ⓒ t.d. や最終完成義歯等の重合には，水圧加熱精密重合器(重合くん®)を使って頂かないと，本システムでやって頂いた努力の甲斐が半減します。有床義歯用加熱重合のアクリリックレジンを重合して，臨床上歪みゼロと言えるのは，現在では世界中で"重合くん"だけだと思います。

Q1-3. 当院には技工士がいないが，やっていけるだろうか？
(神戸市：K.O.)

A1-3. これからの歯科診療を考えますと(とくに質の高い自由診療を導入しようとお思いならばなおさらのこと)意欲的な歯科技工士(D.T.)とともに研鑽を積んでいかれる態勢を取っておく必要があります(勿論，歯科衛生士(D.H.)等すべ

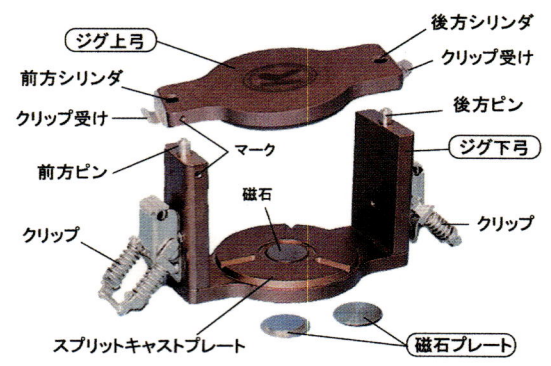

図1 T-Cパッキング ジグ。
1台27,000円，2台50,000円で販売しています。

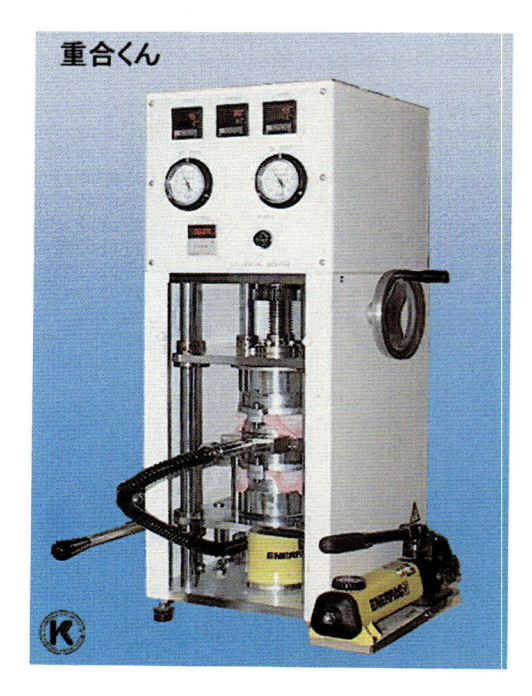

図2 重合くん。
1台2,000,000円ですが，6年リースで33,800円，7年リースで29,800円とご購入頂きやすくなっています（ただし重合くんのお買い求めは，実技・実習セミナーを受講して頂いてから）。

てのコ・デンタルスタッフについても同じです）。

　しかし現実に今，D.T.を雇っておられない先生は，信頼のおける技工所の腕の良いD.T.とペアーを組んでやられる事をお勧め致します。

　筆者の技工所，㈲ケイケイ デンタル サービスでもお引受け致します。

　徐々に新しいD.T.を雇用する準備をされ，一緒に成長なさって行かれたら良いと思います。

Q1-4. 技工料はいくらか？　　　　　　　　　(東京都：A.Y.)(埼玉県：K.M.)
(名古屋市：H.T.,　T.H.)(春日井市：T.K.)

A1-4.　本法は大概の技工所では，正確な技工操作を御存知ないと思いますので，著者の技工所，㈲ケイケイ デンタル サービスで引き受けさせて頂いております。最初の個人トレーから基礎床，人工歯排列，t.d.製作を経て，最終完成義歯までの技工料は(特別何度もトラブルが起こらなければ)約15〜20万円位と思ってください。

　院内に技工士の居られる先生はその方と，院外のラボに出されている先生は，その技工所のやる気のある技工士とペアーを組まれて，ご一緒に実技・実習に参加され，力をつけて行かれたら如何ですか？技工士君（又は嬢）とともに勉強して行かれますと，有床義歯の奥深さが一層良くわかり，技術上達も格段に弾みがつきます。技工士君(嬢)が一応こなせるようになられたら，"重合くん"のご購入をお考え下さい。

Q1-5. カワラダ デンチャー システムのセットアップキットを含む，プロセッシング装置はいくらか？　　　　　　　(静岡県：S.S.)(大阪府：T.T.)

A1-5.　本法を始めるのに，まず手元に揃えて頂かねばならない器具のもっとも高額なのはT-Cパッキング ジグ，1セット50,000円だけです。ただしt.d.,最終完成義歯は"重合くん"で重合して頂きませんと，せっかく上手く進んでいても失敗する可能性があります。"重合くん"での重合は，当技工所で対応させて頂きます。

Q1-6. デンチャーは好きで良くやっているが，上手く行く時と，そうでない時がはっきり分かれてくるように思う。常にある程度以上の成果を出すためには，どうすれば良いのか？　　　　　　　　　　　　　　(川西市：N.I.)

A1-6.　本システムを数例やられると，大体のコツが飲み込めると思います。手順に従って治療を進め，その患者の固有の中心位を大きく外さなければ，テストフード(おもに缶詰の黄桃を一口大に切って)を食べて頂いて人工歯の咬合調整をし，t.d.をトレーと考え，床面に填入したT-Cで粘膜面を写し出しながら行う粘膜調整をすることで，常にある程度以上の義歯製作が可能になると思い

ます。
　要するに従来法のように，完成し患者の口の中に入って初めて，噛め具合や適合の度合いが分かるのではなく，治療中の調整で段々と性能が良くなってくるのが，患者にも術者にも直かに判断されるので，時間は掛かっても成功率が高くなるのです。

Q1-7. 本システムで，もっとも気をつけるべき勘所は何か？
（京都市：H.S.）

A1-7. とくに始めのうちは，決して手を抜いたり，勝手な自己流の解釈で自分にやりやすいように変えたりせず，細部にわたるまでシステムの手順に従って，細心の注意を払い，丁寧にテクニックをこなすようにして下さい。
　多少時間が掛かっても成功例が増えていけば，ご自分の経験の上に立って，より合理的なやり方を取り入れて行けば良いのでありまして，最初から手抜きを考えると望む効果は得られません。その意味からも，まず最初は筆者とともに実技・実習をやられるのが，テクニックをマスターされる一番の近道だと思います。

Q1-8. 自分の所では，年間の総義歯患者は数えるほどしかいないが，このような時はどう考えれば良いのか？
（吹田市：K.K.）

A1-8. 私どものような商売は，主に技術を売って患者さんに満足を買って頂くものですから，患者さんの口コミが何より強力な宣伝になります（しかも広告料はタダ！）。少ない患者さんでも，成功させれば必ず，"入れ歯の上手な歯医者さん"という評判が立ち，総義歯症例の患者さんが次々押し寄せて（？）くることも夢ではありません。
　しかも，ある程度年齢の高い患者の中には，Pのため残存する数少ない歯がグラグラで，抜いてしまった方が余程苦痛なく良く噛めるようになるのでは，と言いたくなるような症例が多くあるでしょう。抜歯すれば要総義歯患者になる人はウヨウヨ出来てきますし，実際今にも抜けそうな歯で噛むより，粘膜にピッタリとフィットした良く噛める義歯の方が，どれほど患者のQOLを高める事が出来るかお考え下さい。
　もとから無歯顎の総義歯の患者は少ないかも知れませんが，抜歯すれば総義

歯にならざるを得ない患者さんは意外と多いものです。
　総義歯予備軍を常に手中に確保しておいて下さい！

Q1-9. 80歳以上で初めて義歯を入れる患者への対応はどうするのか？
（匿名）

A1-9. 現在の患者の口腔内および身体的な健康状態によりますが，一般的に80歳という年齢を考えますと，齲蝕や歯周疾患のある歯牙を治療して残したとしても，必ず早晩，歯科治療に通院してもらえなくなる時期がやってきます（抵抗力の落ちた高齢者では，口腔領域でも感染症等に罹患しやすいのは当然の事です）。万が一，寝たきりになられた時の在宅診療の無力さを知る者には，そんな時にも，常に快適で管理がしやすい口腔の状態を作っておく事が大切であると思っています。

　それには『元気で通院する気力があり，全身的にも観血処置が可能な時期に，歯を抜き，顎堤を整えて，何でも食べられ，安心して笑い，歌い，そしておしゃべりでき，若々しい口元を保てる総義歯を作られるのが，老後のQOLを高める意味からも最適です。』とムンテラ致します。

　さらに治療を勧める過程につきましては，まず欠損部に増歯用の義歯を作り，抜歯したその日から歯なしで過ごして頂く日は一日もなく，常に咀嚼・審美機能を満足させながら，総義歯にして行くシステムを詳しくご説明して，心から納得（治療期間・費用等も含め）してもらって，患者の方からお願いされて治療を開始します。

Q1-10. 失敗例をもう少し多く参照したい。
（広島県：J.）

A1-10. 失敗例はそう多くはありません。

　前歯と臼歯並存のコーヌスデンチャーで，前歯の傾斜と臼歯の植立方向が一致せず，2回やり直したのがもっとも印象に残っているくらいです。この時も，ただ同じように繰り返して作り直しただけでなく，「コーヌスクローネだけの時はきちんとセット出来るのに，床をつけると何故粘膜と床との適合が悪くなり，コーヌス力が得られないのか」筆者も主任技工士も胃が痛くなるほど悩んだ末に，技術の向上をはかり成功まで持って行きました。このように一度難関を乗り越えると，その後の同様の症例には，即，応用していけます。科学技術とい

うものはこのようにして発展させて行くものなのです。

> **Q1-11.** 初めてカワラダ デンチャーを作ろうとした時，患者に対してどうアプローチしたか？ またその義歯は成功したのか？
> （広島県：K.）

A1-11. 現に今装着している義歯の，痛い，外れる，飛び出すという不満を改善する事も出来ないのに，いくら新しい良い義歯を作りましょうと説得してもOKしてくれません。初診時の段階で，旧義歯のクレームを解決してあげたら，患者の方からお願いしてきてくれました。

勿論，成功しました。早い段階で，旧義歯のクレームを解消する事が患者さんをその気にさせる一番の近道ですし，『リンゴの丸かじりができる総義歯を作ってくれる』という患者の口コミが最大のPRになります。

> **Q1-12.** 保険の義歯はどのように製作しているのか？
> 疼痛不快感のある場合は『これ以上は無理です』というのか？
> （碧南市：M.I.）

A1-12. まず，これまでの経験で，一つも義歯を持たない無歯顎患者に出会った事がありません(初診時に持って来られない方はおられますが，皆一度は歯医者で作っておられます)。そこで，筆者はその義歯の不満点を詳しく聞き出して，初診時もしくは早い段階の来診で，患者のクレームを改善してあげます。

これが当院における保険の義歯(リベースのみの保険請求の時もありますし，全面的に改造したのであれば，新調した事にしてもらう事もあります)です。

ここまでやると，ほとんどの患者は『では，もっと噛める入れ歯をお願いします』と言って下さいます。ここから(勿論，自由診療で)診療期間・製作方法・治療費などの詳しい説明を致します。

大概の先生は，歯科医療の技術を問われる分野における保険診療・自由診療をどのように区別したら良いのか困られていると思います。材料なら簡単に分けて考えられますが(金属床が良く噛めて，レジン床がだめというのなら，話はややこしくないのですが)，技術はこれが保険で，自費ならこれだ，というように分けられません。だから筆者は新たに作る時は，出来るだけ自由診療にして頂いて，自分の最高の知識・テクニックでやらせてもらえるよう，コ・デンタルスタッフ共々企業努力するのです。

どうしても保険の範囲で最初から義歯を作らねばならない時には，大学で習った従来法で製作して，ともかく痛みが出ないように治療しています。しかし患者がこちらの腕を評価して下さって，自由診療を望んでくれるようになります。
　21世紀の歯医者は，腕(技術)で勝負!! です。

Q1-13. ほとんどの患者を，一口腔単位で治療しているのか？　　　(匿名)

A1-13. 　原則としてすべての患者さんを一口腔単位で治療しています。

Q1-14. 今の診療システムで1日に何名くらいの患者を診療しているか？　　　(匿名)

A1-14. 　D.H.が担当するスケーリングや，さほど時間を要さない観血処置後のSP等も含めて，1日平均40名程度です。

Q1-15. H-C P.用材料の入手法は？　　　(名古屋市：匿名)

A1-15. 　現在はH-C P.ではなく，カワラダ デンチャー システムとして製作しており，材料も本システムに最適なものを選んで使っております。何が必要かは，㈲ケイケイ デンタル サービスまでFAX (059-226-2497)でお尋ね下さい。

Q1-16. 維持力は吸着力だけなのか？　　　(福山市：K.O.)

A1-16. 　総義歯はもともと維持を求める鉤歯がまったくなく，咬合圧を人工歯だけでなく粘膜面に分散して負担しようというのですから，義歯の床辺縁部の獲得がなされて辺縁封鎖が出来ている事と，義歯床面と粘膜面がピッタリ密着している事により吸着力が大きくなるのです。さらに正しい顎位(中心位)を確立させて咬合時に義歯を外す力を働かせない，という条件が整っていなければなりません。ご質問のように，総義歯における維持力は吸着力であると思います。ですから充分に吸着する総義歯を作れるようなテクニックを習得して下

さい。本システムが従来の義歯製作に比べ，格段に維持・安定が優れている理由を挙げてみますと，
　①床辺縁が拡大されて辺縁封鎖が高められている。
　②スロートフォーム形態獲得による脱離に対する抵抗力。
　③床面積の拡張による支持力。
　④中心位が確立された顎位でのLing.O.による安定性・人工歯の排列位置。
　⑤デンチャースペース内に適した歯肉形成法。
等々です。

Q1-17. 下顎の吸着力はどの程度か？　　　　　　　　　　　　　　（生駒市：H.O.）

A1-17. 本システムで製作した義歯の下顎では，次の動作をした時にも外れません。
　①大きく口を開ける。
　②アッカンベーと舌を前に出す。
　③上口唇を舌尖で左右に大きくなめる。
　④タバコを吸ったり，ストローで飲む動作をして口腔内を陰圧にする。
　⑤強くイキを吹く(焚き火を起こす動作)。
等々です。

Q1-18. 咬合力はどの程度か？　　　　　　　　　　　　　　　　　（生駒市：H.O.）

A1-18.　①するめを引きちぎる事が出来，おいしく食べられる。
　②木綿糸が切れる。
　③リンゴが丸かじり出来る。
　④歯が全部揃っていた時と同じものを総義歯になっても何でも食べられる。
等です。天然歯に勝るとも劣らないと思います。

Q1-19. 開院したてで院内ラボは置けないが，外注技工でカワラダ デンチャーを行うことは可能か？　　　　　　　　　　　　　（愛知県：S.I.）
　重合は㈲ケイケイ デンタル サービスに依頼できるのか？
　　　　　　　　　　　　　　　　　　　　　　（岡山県：Y.H.）（一宮市：T.K.）

A1-19.　可能ですが，何度も技工所との往復を覚悟しなければなりません。
　また床の延長とか人工歯の再排列とか，診療時間中にやらねばならない技工操作が多いので，重合など大きな技工は専門ラボに任せるとしても，日常の技工は，是非腕の良い，やる気のある技工士を探し，お互いに切磋琢磨しながら，自費診療の補綴の技工テクニックを身につけて行って頂きたいものです。
　重合は㈲ケイケイ デンタル サービスでお受け致します。

リンゴの丸かじりのできるカワラダ デンチャー システム

　カワラダ デンチャー システム総義歯製作法の実技・実習でご協力頂いた症例です。
　生体に調和した無調整総義歯では，セットした直後から即リンゴの丸かじりが出来る‥‥天然歯に勝るとも劣らない総義歯
　＊生体に調和した総義歯とは
　　①装着時は無調整‥‥床辺縁・床内面は絶対に削らない！（辺縁封鎖・粘膜
　　　との適合が悪くなる）
　　②異物感（違和感）がなく，気にならない
　　　就寝時にも入れたままで寝たい
　　③装着したその日から何でも安心して噛める
　　　痛みなしで噛みしめられる
　　④強い支持：力を入れて噛める
　　⑤強い維持：粘着物（お餅，ガム等）を食べても外れない，浮き上がらない
　　⑥口腔諸筋群の運動にも安定
　　　・大きく口を開ける
　　　・アッカンベーをする
　　　・上唇を舌で左右になめる
　　　・強く息を吹く（焚き火を起こす）
　　　・「お〜」「え〜」と発音する
　　　等々の動作で，緩まない，浮き上がらない，外れない

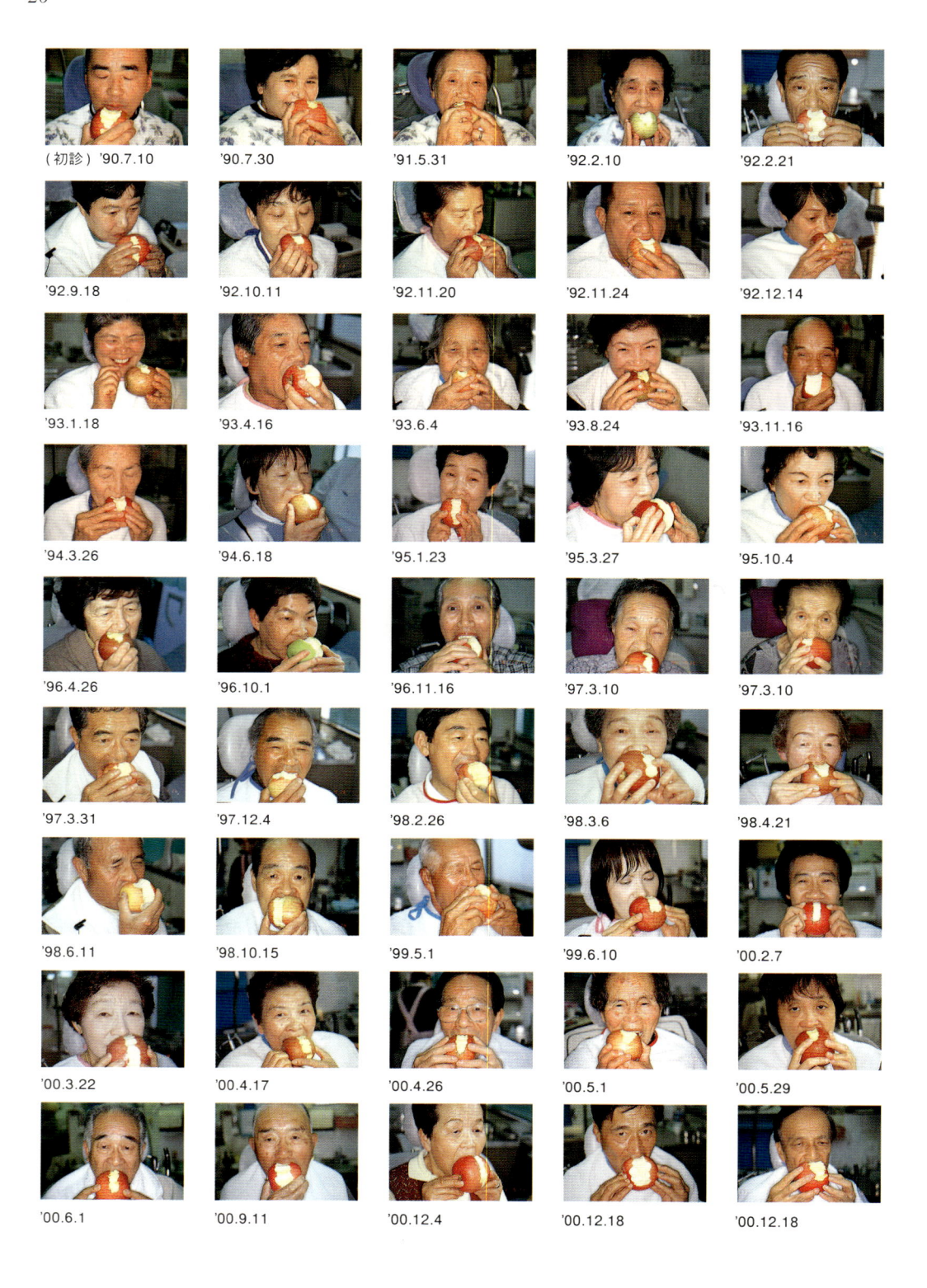

(初診) '90.7.10	'90.7.30	'91.5.31	'92.2.10	'92.2.21
'92.9.18	'92.10.11	'92.11.20	'92.11.24	'92.12.14
'93.1.18	'93.4.16	'93.6.4	'93.8.24	'93.11.16
'94.3.26	'94.6.18	'95.1.23	'95.3.27	'95.10.4
'96.4.26	'96.10.1	'96.11.16	'97.3.10	'97.3.10
'97.3.31	'97.12.4	'98.2.26	'98.3.6	'98.4.21
'98.6.11	'98.10.15	'99.5.1	'99.6.10	'00.2.7
'00.3.22	'00.4.17	'00.4.26	'00.5.1	'00.5.29
'00.6.1	'00.9.11	'00.12.4	'00.12.18	'00.12.18

満足の得られない(旧)総義歯の解決法
①辺縁封鎖
　　→生理学的デンチャースペース内で床辺縁を獲得
　　→上顎後縁は口蓋小窩を越えて2～3mm後方
②咬合高径の適否
　　→旧義歯は殆どの場合，咬合高径が低い‥‥修正
＊適正な総義歯の咬合高径とは
　$\underline{1}$～$\overline{1}$の床辺縁間の距離が36～40mm
　上顎結節と臼後パッドを覆った義歯床間の間隙が2mm以上
③咬合様式の修正
　　フルバランスド オクルージョン(Ful.O.) → リンガライズドオクルージョン(Ling.O.)
④中心位の確立
⑤T-Cによる動的機能印象採得
　　T-Cパッキング ジグでT-Cをパッキングしたt.d.による動的機能印象採得
⑥無調整最終義歯の製作
　　粘膜面には歪みを出さない重合法(重合くん)による無調整最終義歯の製作

No.2　Hydro-Cast-Program の改良点とその理由

Q2-1. Dr. クラークの方法に対しモディファイした部分があるか？

(名古屋市：H.M.)

A2-1.　はい，沢山あります。

　ちなみにクラーク先生は歯科医師ではなく，技工士の先生です。

　冒頭にも記載しましたが，Hydro-Cast Program (以下：H-C P.) では，動的機能印象を完了させるのに時間が掛かり過ぎましたので，改良を余儀なくされたのであります。改良により治療時間が短縮でき，極めて高い重合精度により無調整総義歯を製作し，患者に装着したその日から，『何でも食べることが出来るようになった！』と喜んで頂けるようになりました。

　以下におもな問題点と改良点を列挙します (H-C P. の問題点　→　改良点)。

① 上顎より下顎のアーチが大きい顎堤において，臼歯部人工歯をパウンドラインで排列すると，歯列弓が後方拡がり，すなわち『逆ハの字』に並ぶ。機能時，義歯が前後にピッチングして転覆する (患者は"波の上の舟"と形容されます)。　→　デンタルアーチ (解剖学的) の利用。

② 臼歯人工歯 (陶歯) の破折：t.d. や最終義歯使用時に時々陶歯の破折があった。　→　硬質レジン歯の使用，メタルブレードとメタルフォッサを付与。

③ 人工歯の咬合調整法：バージンティースのまま排列するので，t.d. の咬合が定まらないため，何度も人工歯の削合・咬合調整が必要であった。
　　→　t.d. 製作時に咬合器上で咬合調整を行い，両側性均衡咬合を付与。

④ トリートメントジグの不正確さ (ガタツキ)
　T-C の厚みにムラができ，分厚い非解剖学的 (印象面) 形態。　→　T-C パッキング ジグの開発 (T-C パッキング ジグの使用により T-C を均等な厚さ (約1mm) に填入することが可能となった)。

⑤ T-C による粘膜調整法
　T-C の部分的添加をすると，t.d. の位置 (顎位) に狂いが生じる。　→　T-C パッキング ジグを使用し，規定どおりに操作することにより粘膜調整が容易になった。

⑥ 印象採得後の模型製作のためのボクシング法　→　ソフトプラスター (松風) の開発，CD フラスコの応用

⑦フラスコ埋没時のレジン人工歯の位置移動・ずれ ➡ 即重レジンにより維持の付与
⑧重合後，陶歯歯頸部にレジンとの隙間が発生：着色が起こりやすい。
　➡ 陶材接着用プライマーの応用。
⑨H-C P.の重合器(ハイドロ キャスト マシーン)は，重合くんに比べて，
　ⓐ精度が低い
　ⓑ故障が多発
　ⓒ機械の構造上，義歯人工歯側からしか加熱出来ない(粘膜面から重合した方が粘膜適合性がアップ)
　ⓓ油圧・水圧・加熱温度の不足
　➡ 水圧加熱精密重合器"重合くん"の開発
　ⓐ重合精度の向上
　ⓑ故障等のトラブルが極めて少ない。しかも国産であるので修理が迅速
　ⓒ義歯粘膜面からの加熱，重合器の中央部にもヒーターを設置したことにより選択的に加熱可能
　ⓓ油圧・水圧のアップ，温度・圧力・時間等をデジタル表示にしたため，最適の数値に設定可能(すべてのメーカーの加熱重合レジンに対応)

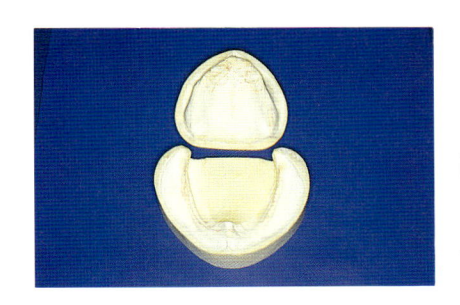

図3　顎堤の吸収が進み，ほとんどの症例が上顎の顎堤アーチより下顎のアーチの方が大きい。このような症例に下顎歯槽頂を優先して，パウンドラインに準じて臼歯の人工歯を排列すると，安定した義歯が出来ず失敗に帰する。

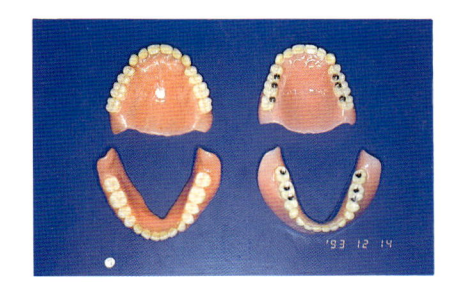

図4　左側の上下義歯はパウンドラインに準じて排列したものであるが，t.d.使用中に下顎が前後にピッチング（波の上の舟のような動き）して，患者を満足させる事が出来なかった。
　右側の上下義歯は再度挑戦したもので，カワラダ デンチャー システムのデンタルアーチを重視して人工歯（メタルブレードとメタルフォッサを植立）を排列したところ，成功させる（リンゴの丸かじりもOK）ことが出来た。

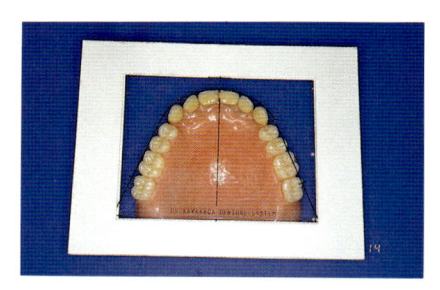

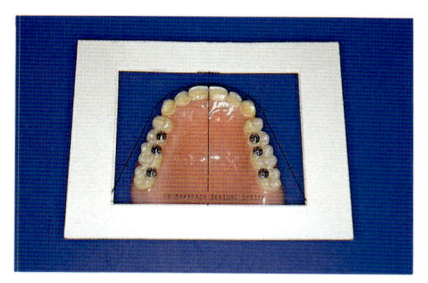

図5 左右二つの上顎義歯の人工歯列のアーチを比較すると，左の方がデンタルアーチより側方に拡大し後方拡がりとなっている。右のアーチはデンタルアーチと相似形になっており，満足される総義歯に仕上がった。

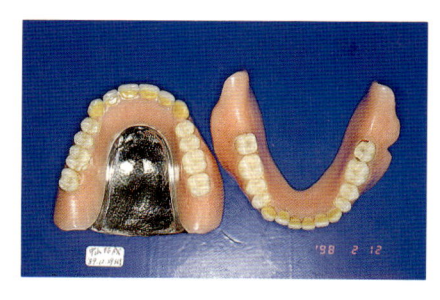

図6 H-C P.で1989年12月に製作・装着した総義歯（人工歯は陶歯）患者が，10年後の'98年12月に経過観察のため来院した際，陶歯の人工歯（$\frac{76|}{7|67}$）に破折・亀裂が認められた。

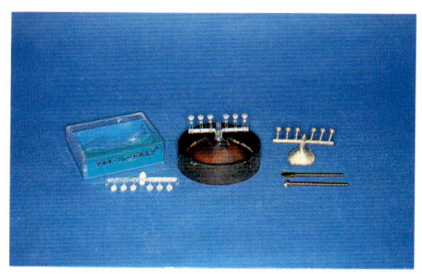

図7 プラスチック製マルチブレードカスプ・パターン（テッドインターナショナル社）を通法により埋没して，白金加金（タイプⅣ）で鋳造，メタルブレード製作後，上顎臼歯（<u>5</u>，<u>6</u>，<u>7</u>）の舌側機能咬頭に埋め込む。

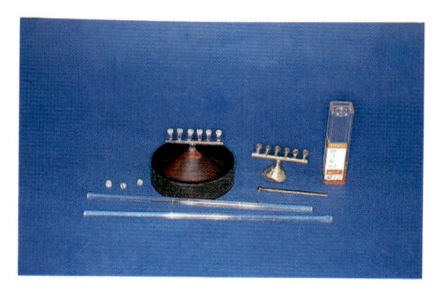

図8 上顎臼歯のメタルブレードに対向する下顎のメタルフォッサは市販されていない（自家製）。
　φ35mmのアクリル丸棒（プラキャストバーS-3）でフォッサ・パターンを作り，金合金（18K）で鋳造して下顎臼歯中央窩に埋め込む。

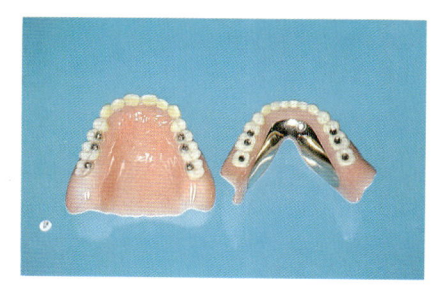

図9 カワラダ デンチャー システムで完成させた最終義歯。
　前歯人工歯はバイオブレンド陶歯（ツルーバイト社），臼歯にピルキントンターナー30°硬質レジン歯（同社）を使用。ただし，メタルブレードやメタルフォッサは最終義歯製作時や完成してから埋め込むのではなく，t.d.を使用して中心位が定まった時に上下臼歯に埋め込む。

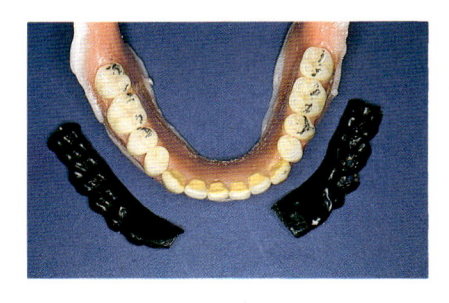

図10　H-C P.における咬合調整法。
　H-C P.においてピルキントンターナー30°陶歯をバージンティースのまま排列したt.d.を製作し，臼歯咬合面にオクルーザル インディケーター ワックス（Kerr社）を貼り付けた後，黄桃1切れを食べさせた時の下顎臼歯の干渉部をマーキングして咬合調整している。

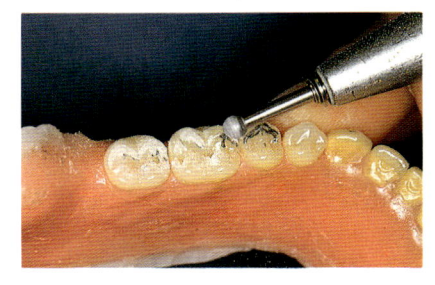

図11　マーキングされた干渉部をラウンドバー（♯42B：松風社）にて，咬合面の解剖学的形態を保ちながら（平坦な皿状にしないで）削合して，中心位が定まるまで咬合調整を繰り返し行って行かねばならないので時間が掛かる。

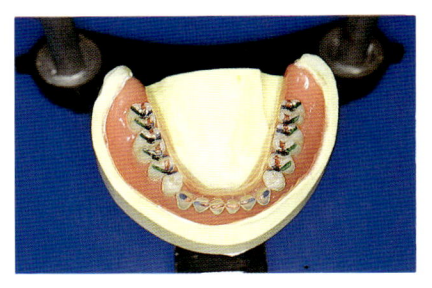

図12　両側性均衡咬合の付与。
　t.d.を使用し中心位の定まった時に，上顎臼歯（5，6，7）舌側咬頭にメタルブレードを植立し，それに対向する下顎臼歯中央窩にメタルフォッサを植立する。
　上顎臼歯咬合面は一切削合せず，下顎の咬合面のみを削合する。下顎の偏心運動により描かれるゴシックアーチを下顎臼歯咬合面に再現させ（写し取って）両側性均衡咬合を付与する。

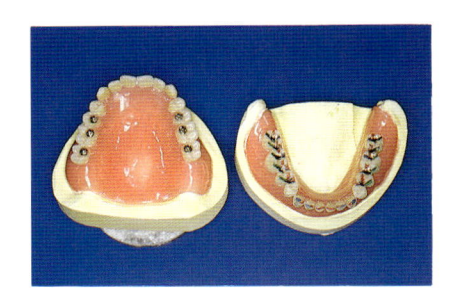

図13　両側性均衡咬合を付与した下顎人工歯。
　　赤色····前方運動時の接触滑走
　　青色····作業側の接触滑走
　　緑色····非作業側の接触滑走
　プラスチックフォッサ・パターンの作り方，メタルブレードとメタルフォッサの植立（埋め込み）法については p.31を参照。

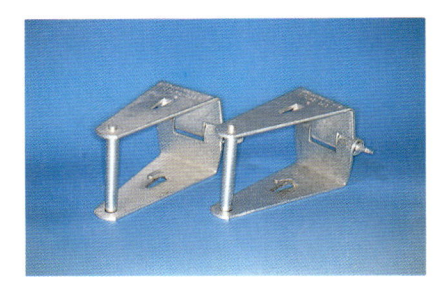

図14　H-C P.で用いるトリートメントジグ。
　2枚の金属板を直角に曲げ蝶番で繋ぎ，前方にストッパーピンを付けただけのラフな作りのため，咬合時にガタツキがあり，T-C填入にも均一性が不足している。またこれでリライニング操作をすると，出来上がりの顎位に狂いが生じる。

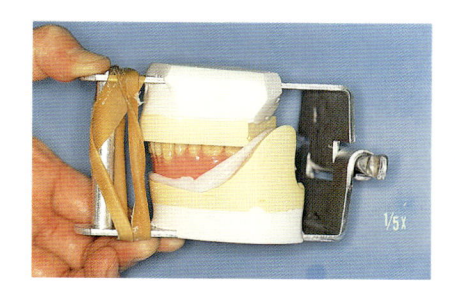

図15 トリートメントジグでt.d.にH-C®をパッキングし，前方ピンをゴムバンドで縛って，約50℃のお湯に浸してH-C®の重合を進ませる。
　粘膜調整の際には粘膜面の当たりを削除し，フリーハンドでH-C®を填入するため，不均一で部分的に分厚い非解剖学的な形態を呈する事がある。

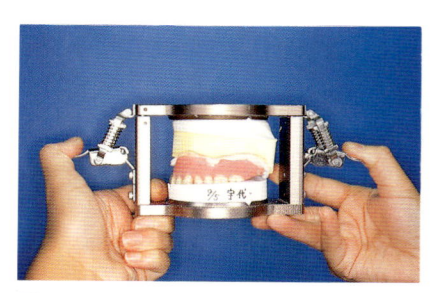

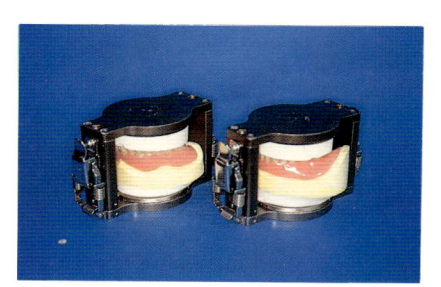

図16 T-Cパッキングジグの開発により，t.d.粘膜面に約1mm前後の均等な厚さにT-Cがパッキングでき，動的機能印象採得が極めて正確に得られるようになった。

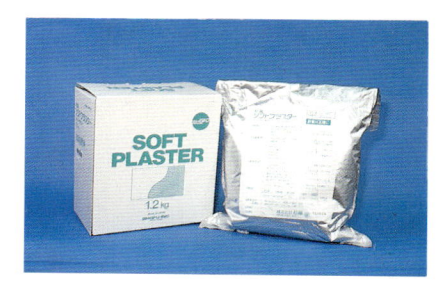

図17 ソフトプラスターの開発。
　主な用途
　　①印象採得後の作業用模型製作のボクシング
　　②咬合採得後のバイトの固定
　　③床義歯金属部のロウ着用断熱材　等

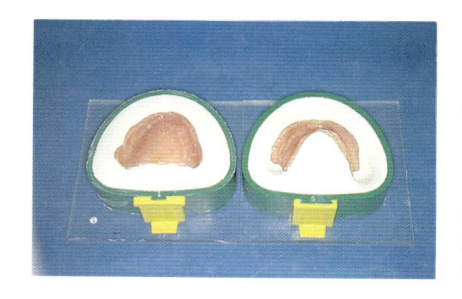

図18 CDフラスコを用いたソフトプラスターによるボクシング。
　1／2にカットしたCDフラスコ（松風社）内にソフトプラスターを満たし，t.d.の動的機能印象面を上に人工歯側を下に埋入する。プラスターが硬化したらCDフラスコを外し，周縁を処理してガムテープを巻く。作業用模型材を注入して作業用模型をつくる。

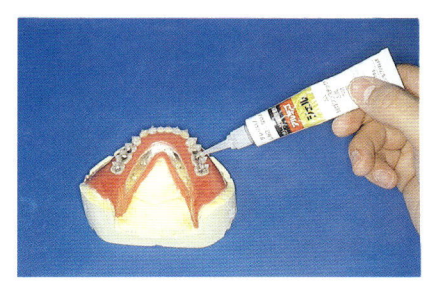

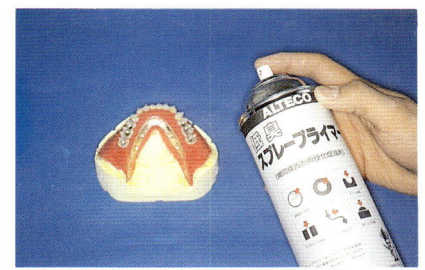

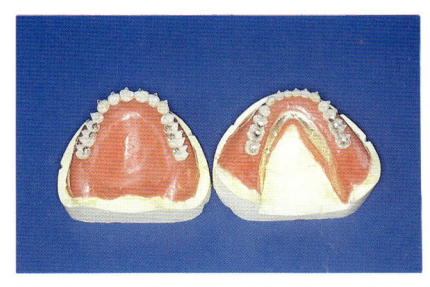

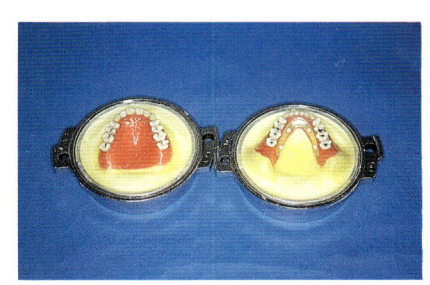

図19　人工歯の位置移動の防止対策。
　　左上：流蝋・填入・重合の各操作時に，人工歯の位置が偏位しないようにゼリー状瞬間接着剤（アルテコジェル：㈱アルファ技研）にて維持部を付与する。
　　右上：ゼリー状の瞬間接着剤は硬化促進剤（アルテコスプレープライマー：㈱アルファ技研）をスプレーすると瞬時に硬化する。
　　　　　本瞬間接着剤の使用法は，村山歯科技工所の村山博昭氏（福岡県北九州市）に紹介して頂いたものである。
　　左下：人工歯および下顎金属床が偏位しないように維持部を付与した最終の上下ワックスデンチャー。
　　右下："重合くん"専用フラスコの上輪側に上下ワックスデンチャーを一次埋没する。
　　　　　人工歯の位置移動を防止する維持部を付与した状態。

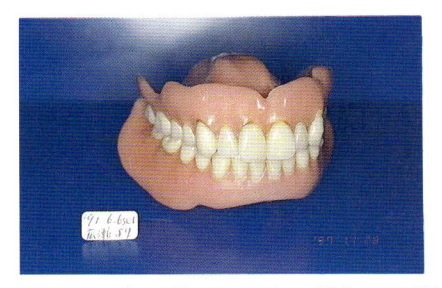

図20　1991年6月にH-C P.で製作した最終義歯の装着。
　約7年半後の，'97年11月に経過観察に来院。陶歯歯頸部とレジンとの境に着色が見られる。

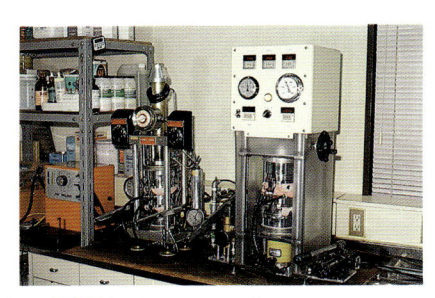

図21　写真左はハイドロキャストマシーン。オイル漏れ，圧力低下，加熱不足などのトラブルが多発。米国製のため修繕に時間がかかるので，2台購入して対処。重合精度にも心配があり，それらの欠点をすべてクリアできる新しい重合器の開発に踏み切った。
　写真右は"重合くん"。日本のハイテクを駆使して，性能の向上と，どのメーカーの床用レジンにも対応できるように，新たに開発・製造した水圧加熱精密重合器。重合精度の優秀さにかけては，目下のところ「世界一」と言っても過言ではない。

> **Q2-2.** 本システムでやった方がH-C P.より完成までの時間が短縮されたと聞いたが，その理由は？
> (津市：M.K.)

A2-2. 本法の方がより精密な作業用模型から作ったt.d.で，あらかじめ両側性均衡咬合を与えているためと，T-Cパッキング ジグによる常に同条件のT-C填入が可能になったことで，再咬合採得をほとんどせずに治療がすすめられるようになったからだと思います。

ここでH-C P.とカワラダ デンチャー システムの比較をし，製作手順のシェーマを掲げておきます（表4）。

表3 Hydro-Cast Programによる総義歯製作手順

診察室	技工室（所）
1. 診査・診断 概形印象採得	概形模型の製作 / 個人トレーの製作
2. 粘膜印象採得 顎・顔面の計測 人工歯選択	作業用模型の製作 / 模型の削除・整形とリリーフ / 基礎床の製作 / 上顎人工歯仮排列 / 下顎咬合堤の製作
3. 咬合採得	
4. ロウ義歯試適	バイトの固定 / 咬合器装着 / 上下顎人工歯排列 / ロウ義歯の製作
5. t.d.試適 H-C計量・混和・重合 H-Cパッキング t.d.装着	ロウ義歯，作業用模型と咬合面コアのジグ装着，t.d.製作 / ①ボクシング ②重合用模型の製作 ③埋没・重合 / t.d.完成
6. 粘膜調整・咬合調整	
7. H-C動的機能印象完了	ボクシング / 作業用模型の製作 / 咬合面コアの採得 / t.d.咬合器装着 / 咬合面コアの咬合器装着 / 最終義歯製作 ①人工歯撤去 ②人工歯排列・歯肉形成 ③埋没重合・研磨 / 最終義歯完成
8. 最終義歯装着	
9. 経過観察	

＊「6. 粘膜調整・咬合調整」を繰り返し行なうが，なかなか満足が得られず，再咬合採得・再人工歯排列を余儀なくされゴールが遠い‥‥

表4　カワラダ デンチャー システムとHydro-Cast Programの比較

	カワラダ デンチャー システム	Hydro-Cast Program
1)	t.d.を試適し，フィットテストにて床粘膜の当たりを削除調整（2〜3回）	作業用模型上でワックスでリリーフした治療用義歯
2)	粘膜調整：床粘膜の当たりを削除・調整後，その都度T-Cパッキング ジグによりT-Cをパッキングする	粘膜調整：床粘膜面の当たりを削除後，ハンドフリーでT-Cを填入
3)	床辺縁の獲得・後縁の延長による床辺縁封鎖	
4)	咬合調整：Ling.O.用硬質レジン歯で下顎臼歯のみ咬合調整を繰り返し行なう。中心位が得られた時点で上顎（$\underline{5}$ $\underline{6}$ $\underline{7}$）機能咬頭にマルチブレードカスプ*を，下顎（$\overline{5}$ $\overline{6}$ $\overline{7}$）中央窩にメタルフォッサ*を埋め込む。	咬合調整：ピルキントンターナー30°陶歯。下顎臼歯のみを咬合調整
5)	軽くバイトさせ正中および左右臼歯部のズレ	下顎の偏位，下顎の後退
6)	4)でバイトした状態で，即硬性石膏（キサンタノ）で咬合採得	下顎臼歯人工歯を除去後，レッド バイト ブロックで再咬合採得
7)	人工歯の排列修正	人工歯の再排列
8)	咬合調整・粘膜調整……2)，4)と同じ	咬合調整・粘膜調整……2)，4)と同じであるが，時に動的機能印象がなかなか得られない事がある 1) → 2) → 4) → 5) → 6) → 7) → 8) 　　　　↑_____|
9)	T-C動的機能印象完了時の状態：T-Cは被膜状で艶があり，均等な厚さ	H-C動的機能印象完了時の状態：H-Cは分厚くムラがある
10)	重合くんによる重合。 床用材料……メーカー問わず ガイドピンの浮き上がり……100μm以内	H-Cマシーンによる重合。 メーカー指定の床用材料（H-C P.専用床用レジン） ガイドピンの浮き上がり……300μm前後
11)	最終義歯完成	最終義歯完成

　1988年に演者はHydro-Cast Programに出会い，総義歯には本法を！　と数年間エネルギッシュに実践を試みた。我が国の有力歯科雑誌（歯界展望・クインテッセンス・日本歯科評論・デンタルダイヤモンド等）も競って論文を掲載させて下さったが，H-C P.法では各細部のテクニックおよびジグ・重合器等の機器類に精密さが欠けていたためなかなか最終まで辿り着かなかった。

　早く確実に義歯を完成させるには，改良・開発せざるを得なくなり，ここにカワラダ デンチャー システムが誕生したのである。

＊ブレード，メタルフォッサについてはP.31に解説。

表5　カワラダ デンチャー システムによる無調整義歯製作法

個人トレーで粘膜印象から始める方法

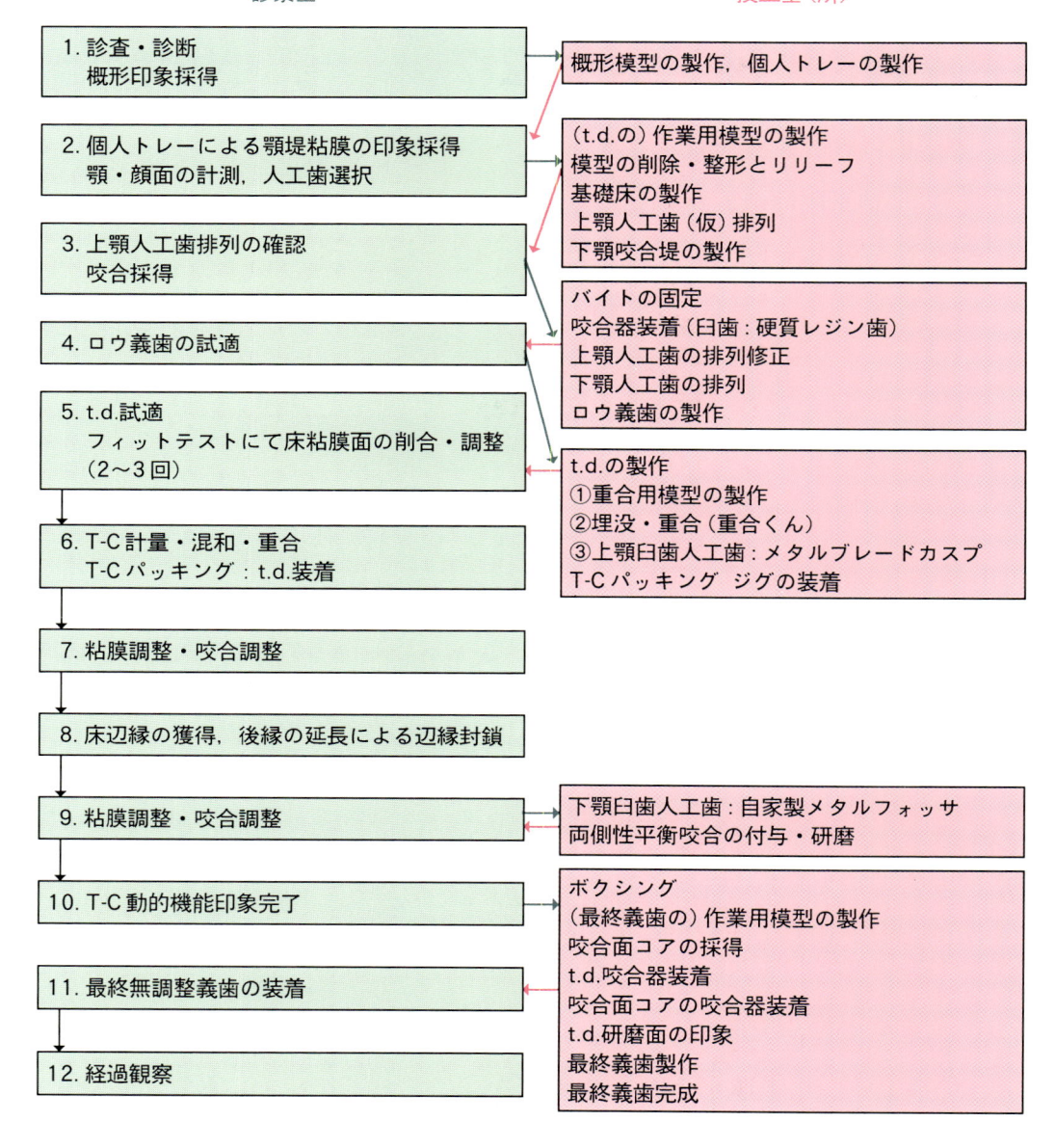

診察室	技工室（所）
1. 診査・診断 　　概形印象採得	概形模型の製作，個人トレーの製作
2. 個人トレーによる顎堤粘膜の印象採得 　　顎・顔面の計測，人工歯選択	(t.d.の) 作業用模型の製作 模型の削除・整形とリリーフ 基礎床の製作 上顎人工歯（仮）排列 下顎咬合堤の製作
3. 上顎人工歯排列の確認 　　咬合採得	
4. ロウ義歯の試適	バイトの固定 咬合器装着（臼歯：硬質レジン歯） 上顎人工歯の排列修正 下顎人工歯の排列 ロウ義歯の製作
5. t.d.試適 　　フィットテストにて床粘膜面の削合・調整 　　（2〜3回）	t.d.の製作 ①重合用模型の製作 ②埋没・重合（重合くん） ③上顎臼歯人工歯：メタルブレードカスプ T-Cパッキング ジグの装着
6. T-C計量・混和・重合 　　T-Cパッキング：t.d.装着	
7. 粘膜調整・咬合調整	
8. 床辺縁の獲得，後縁の延長による辺縁封鎖	
9. 粘膜調整・咬合調整	下顎臼歯人工歯：自家製メタルフォッサ 両側性平衡咬合の付与・研磨
10. T-C動的機能印象完了	ボクシング （最終義歯の）作業用模型の製作 咬合面コアの採得 t.d.咬合器装着 咬合面コアの咬合器装着 t.d.研磨面の印象 最終義歯製作 最終義歯完成
11. 最終無調整義歯の装着	
12. 経過観察	

＊プラスチックフォッサ・パターンの作り方と
　メタルブレードとメタルフォッサの植立（埋め込み）法

①プラスチックフォッサ・パターンの作り方

φ35mmアクリル丸棒（プラキャストバーS-3）の切断面を平滑にした後，カーバイドバー（マイジンガー社）で陥凹面を形成し，その形成面から約1.2mmの周囲にレジン接着のための維持溝をディスクで入れて，その溝より0.5mm下を同ディスクでカットすれば出来上がり！

これを通法により埋没・鋳造（金合金18K）する。

②メタルブレードとメタルフォッサの植立法

この操作はt.d.を使用させて，中心位が定まってから行うものである。t.d.の上顎臼歯（5，6，7）の舌側機能咬頭に，マルチブレード専用ツール（カスプドリル：図7の右下）で機能咬頭からφ3.5mm，深さ1.5mmにドリリング後，メタルブレード維持部に入らないように，さらに窩底部をラウンドバー（♯023）でφ2.9mm，深さ1.5mmまでドリリングして接着性レジンで接着する。レジンが硬化する前に，ブレードの＋の頂点を対合歯の中央窩にタッチさせ，咬合面からみてブレードの＋の横一辺を頬側咬頭中心（三角）隆線の方向に一致させ，各人工歯のそれぞれが平行になるように，また矢状面からみて各人工歯のブレード＋の縦一辺が，それぞれ平行になるように位置づける。

上顎臼歯舌側咬頭へのメタルブレードの埋め込み接着が終われば，それに対向する下顎臼歯中央窩にカーバイドバーで中央窩をドリリングした後，メタルフォッサを埋め込み接着する。

No. 3　カワラダ デンチャー システムの適応症と禁忌症

Q3-1. カワラダ デンチャー システムの限界はどのようなケースか？
(名古屋市：T.A.)

カワラダ デンチャー システムの適応症，禁忌症は？ (西宮市：M.H.)

A3-1. カワラダ デンチャー システムで治療が困難と思われるケース(禁忌症)を列挙しますと，

　①顎堤部に歯槽骨鋭端部が認められるが何らかの原因(患者に内科的禁忌があったり，術者がOpeを好まなかったり)で歯槽骨整形が出来ない場合。
　②上顎が有歯顎で，下顎が無歯顎のケース。
　③噛んで食べる意欲のない寝たきりの痴呆老人。
　④患者が一人で通院できない時は，介助者が必要であるが，介助者が指定する日時に同行できない場合。
　⑤口腔不随意運動(オーラルデスキネジア)のある患者。
　⑥T-Cに過敏な人で，床下粘膜に炎症を誘発しやすい場合。
　⑦保険のみで治療を希望する人。

　顎堤の吸収度合いには関係ありません。この義歯で何でも食べたいという意欲と生活力のある人が適応です。

　T-Cに過敏な人，刺激を感じる人もいますが，その患者さんにはどのメーカーのT-Cが良いかいろいろ試してみて，適合の良いのを見つけることと，T-Cを入れた床粘膜面のプラークコントロール・洗浄・消毒が炎症をおさえるのに有効です。

Q3-2. 患者の唾液量が少なく，あちこちにDulを作り，なおかつ糖尿病などに罹患していて傷の治りが悪いといったケースでも適応症なのか？
(愛知：K.I.)

A3-2. 加齢により唾液量は確かに少なくなってきますが，適合の良い義歯では，唾液が少ないからといってDulができやすいということではないようです。

シェーグレン症候群の症例でも大丈夫だと思います。
　t.d.の使用中は，とくにプラークコントロールが大切です。T-Cは物理的にも化学的にも細菌の繁殖しやすい物性と考えられますので，食事後にはt.d.の裏も表も流水下で，歯ブラシでゴシゴシ清掃してもらいます。粘膜面に炎症を起こしやすい患者には，t.d.のT-C面に手指用消毒剤のヒビスコールまたはウェルパス等で消毒してから口腔内に入れて頂く事もあります。口腔内は含嗽剤を使って頂きます。従って糖尿病などの場合も不適応ではありません。

Q3-3. 嘔吐反射の強い人に対応できるか？ （匿名）

A3-3. 通常嘔吐反射の強い人には，無口蓋義歯で対応されている先生もおられるようですが，無口蓋義歯でリンゴを丸かじりするのは困難です。嘔吐反射の強い症例こそ本システムのテクニックが最高です。
　何故，嘔吐反射が起きるか。
　①術者が印象した(t.d.でT-コンせずに)模型で作り上げた義歯では，適合が悪いため，義歯内面が口蓋部の粘膜を不規則に刺激するからです。
　②加えて，Ful.O.の咬合様式の義歯では，咬合・咀嚼時に義歯がひずみ，部分的に口蓋部を強く刺激する事になり，気持ち悪く感じるのです。
　　この点をクリア出来るのはLing.O.の咬合様式の義歯しかなく，嘔吐反射の強い人でも気持ち悪いとは言わなくなります。
　下記症例は，嘔吐反射が強いためにインプラントを希望して来院されたが，本デンチャーシステムで良果を得たものである。

症　　例：桑〇大〇，男性('01年7月7日逝去，享年72歳)
生年月日：1928年11月生
初　　診：1988年4月
主　　訴：咀嚼障害，インプラント希望
既 往 歴：約3年前，市内A歯科にて金属床義歯(上顎は総義歯，下顎は局部床義歯)を新調した。A先生に気持ちが悪いと申し出たら，『入れ歯はそんなもんや！辛抱せい！』と言われた。仕方なくB歯科で同じ訴えをしたら，上顎口蓋の金属部を削除してくれた。しかし上がパタパタと落ちるようになり，食事も満足に出来ず，普段から外している。B先生に上が落ちると申し出たら『川原田先生にインプラントを打ってもらったら‥‥』と言われて来院する。

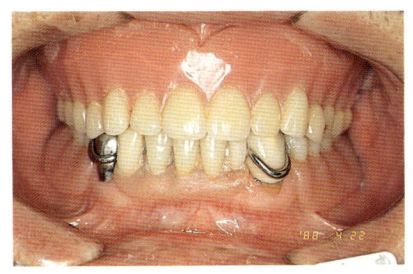

図22 初診時の口腔内写真。義歯装着時の唇側面観。
食事の時だけは何とかはめていると言うが，上顎はほとんど吸着していない。4|Cr.,|3 MBが装着され，エーカースクラスプの維持歯となっている。

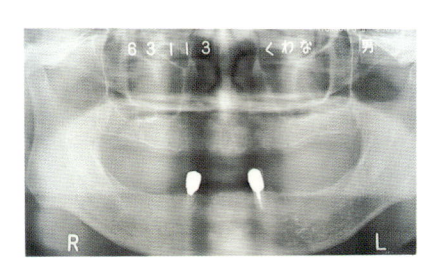

図23 初診時のパノラマX線写真。
上下顎ともに素晴らしい顎堤で，上顎洞底部の骨量もインプラント植立に充分である。

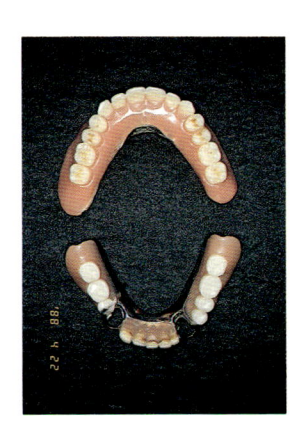

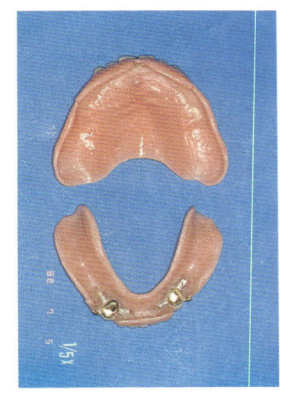

図24 左：咬合面観。右：粘膜面観。
義歯は食事の時だけに使っているが，パタパタ落ちて，ほとんど使い物にならないとのこと。

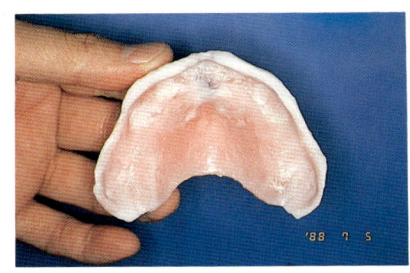

図25 T-Cをパッキングしたt.d.。
嘔吐反射が極めて強く，口蓋後方部に表面麻酔（キシロカインスプレー）を施してから，㊉および個人トレーの印象を行う。4|,|3はコーヌスクローネ（内冠）とし，欠損部はLing.O.の咬合様式を付与する。ロウ義歯やt.d.の試適時にも嘔吐反射を起こし，上顎後縁をもっと短くして欲しいという要望が強いので，7〜8mm程短くした上で，T-Cをパッキングして口腔内に装着する。

　カチ，カチと噛みしめるよう指示するが，「ゲェー，ゲェー」とえづくので，チェアーを起こし前へ頭を下げさせ，ゆっくりと鼻孔での腹式呼吸をさせて安静を保たせる。約8分間経過した後，突然頭を持ち上げ，「先生，カチカチしても気持ち悪くなくなりました」と患者は言う。
　筆者：「じゃー，もう少し後を延ばさせて下さい。そうしたらもっと義歯のくっ付きが良くなって落ち難くなりますから。」
　患者：「後を長くしたらまた気持ち悪くなりませんか？」

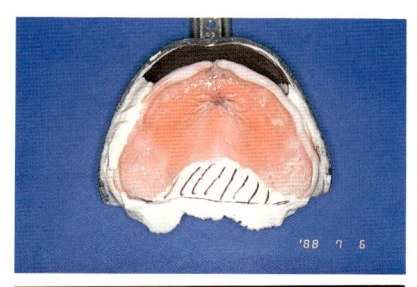

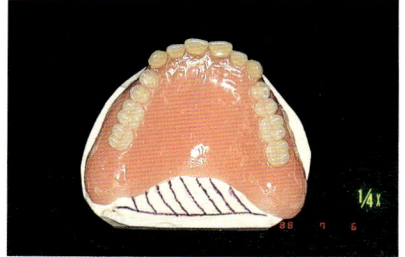

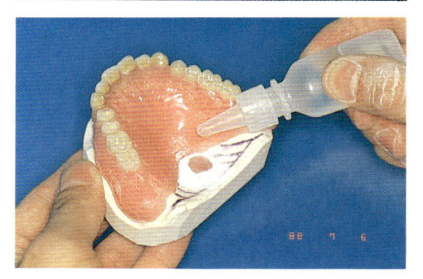

図26　上顎口蓋後縁の延長法。
　上：上顎 t.d. を装着したままで，ファインロックトレーの後方部にアルジネート印象材を盛って t.d. の取り込み印象を行う。粘膜鉛筆にて口蓋後縁の延長したいエリアを示す。
　中：作業用模型の製作。模型材をスラリーウォーターで練和し作業用模型を作る。
　口蓋延長部を粘膜鉛筆で示す（斜線）。
　下：即時重合レジンで後縁を延長。振りかけ法で即重レジンを硬化させ，後縁の延長を行い，圧力釜（ビーンポット）に入れ脱泡しながら重合する。

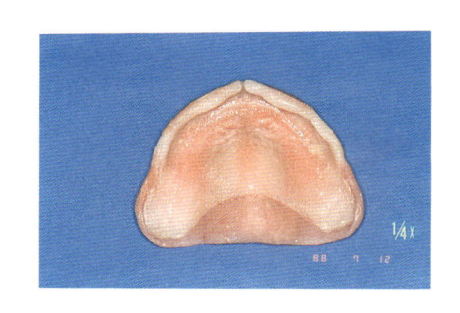

図27　後縁の延長後，T-C パッキング ジグにて T-C をパッキングし口腔内に装着する。信じられない程の吸着が得られ，心配していた気持ち悪さも解消される。

筆者：「後を長くする事で，義歯とお口の粘膜がよりピッタリとフィットして吸着が増しますし，人工歯の並べ方もこれまでのように義歯を揺するようなものでなく，一点で安定してスパッと噛めるような方式ですので，気持ち悪くなる事はないと思いますよ。私が太鼓判を押しますから，一度試しにやってみましょうね。大丈夫，大丈夫！」

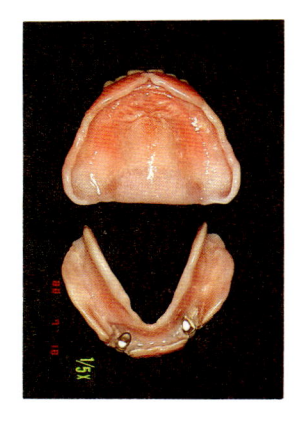

図28 動的機能印象完了時の状態。
　最初の状態より，口蓋後縁が約10mm程延長でき，下顎コーヌスクローネ（外冠）内面へのプラーク付着も認められない。T-C（この場合はH-C®使用）による動的機能印象の完了は，このように義歯床面全体に圧力が均等にかかり，如何にもT-コンされている状態を確認して決定する。

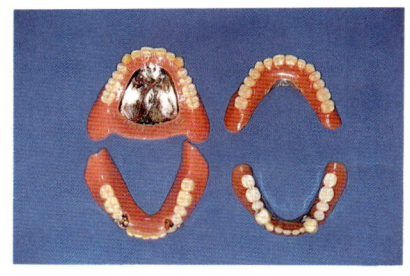

図29 新義歯（左）と旧義歯（右）の比較。

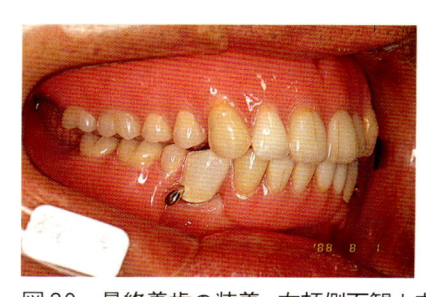

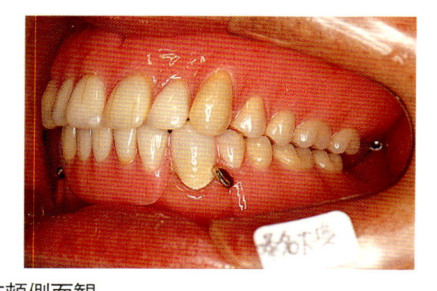

図30 最終義歯の装着：右頬側面観と左頬側面観。
　4|，|3 の外冠頬側の突起物はリムーバブルノブ。臼歯部の人工歯排列はLing.O.とし，前歯部は天然歯と同じ咬合状態を付与している。
　完成義歯は患者に無調整で装着し，その日から何でも望みのものを食べていただける。このことが最大のPRとなる。

Q3-4. 顎堤の悪い場合または粘膜の薄い場合，T-Cからレジンに換えたとき，痛い，動く等のトラブルはないか？　　　　　　　　　　　　　（岩倉市：R.T.）

A3-4. t.d.で満足されたのを，そっくりそのまま作り上げますので，そのようなトラブルはありません。

　これまでの重合法では，t.d.がどんなに調子よく噛めていても，最後の完成義歯を重合する際に，レジンの重合による収縮および温度変化による熱収縮で義歯に歪みが生じて，装着時に患者の口腔内にピッタリとはいかず，折角完成し

たばかりの義歯の床縁や床内面や人工歯を削合・調整せねばなりませんでした。

　本システムの"重合くん"は重合時から温度が平温に下がるまで，床粘膜面方向に大きな圧力を掛け続けて，レジンの重合収縮・熱収縮による歪みを床内面には出さず研磨面に逃がして，臨床的には t.d. とまったく同じ義歯に仕上げられるので，質問のようなご心配は不要です。ただ粘膜の薄いと表現されたのは，少しの刺激でも痛みを訴えるような症例をおっしゃっていると思いますが，このような患者には T-C による T-コンを特別充分にしておく必要があります。

　顎堤の悪い症例でも，痛みに敏感な症例でも，良く噛めるように出来るのがカワラダ デンチャー システムなのです。

> **Q3-5.** 顎堤条件の悪い症例こそ成功すると言われているが，どんな顎堤でも対応できるのか？ 　　　　　　　　　　　　　　　（滋賀県：T.K.）

A3-5.　従来の Ful.O. で人工歯排列した総義歯は，多少の咬合のズレはごまかせ(削合調整でき)ますが，咀嚼時に床辺縁部や粘膜に咬合圧が掛かり過ぎて痛みを発して，上手く行かない場合が多いのです。

　Ling.O. の排列は，中心位はかなり厳密に正しく採得しなければなりませんが，少ない力で良く噛めますので，顎堤条件の悪い症例にこそ威力を発揮します。是非一度お試し下さい。

　症　　例：伊〇照〇，女性
　生年月日：1927年7月生
　主　　訴：咀嚼時機能障害
　　　　　　下顎義歯の痛みが取れないというので，同業者(友人)より治療を依頼される
　初　診 ①：1989年4月
　　　　　　上顎5本(５４３｜３７)残存。下顎は無歯顎。下の義歯が痛くて噛めない。
　　　　　　上下を無歯顎にして，H-C P. にて総義歯の治療を開始する。
　　　　　　1990年3月，t.d. をセットした後，こられなくなる。
　　　　　　東京の歯科大補綴科の甥御さんに治療を受けるとの事。
　初　診 ②：1991年7月，再び H-C P. にて総義歯の治療を開始する。
　　　　　　1991年12月完成。

初 診 ③：2000年11月
　　下顎が緩くなって来院した。今回はカワラダ デンチャー システムにて治療。

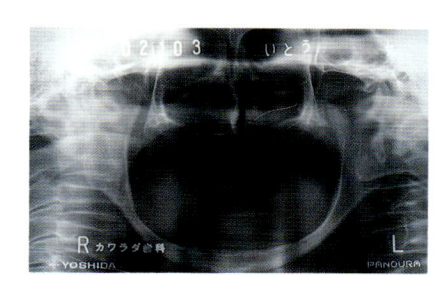

図31　初診時のパノラマX線写真。
　顎骨が著しく吸収し，サッシュの窓枠状態を呈している。

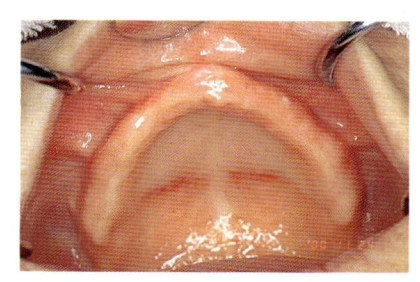

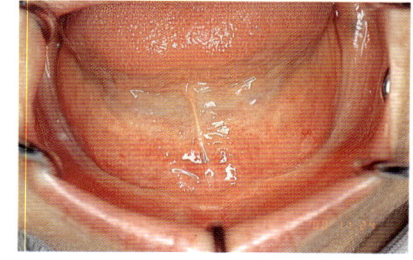

図32　口腔内所見：上顎（左）と下顎（右）
　上顎のアーチより下顎の顎堤アーチの方が著しく大きく，下顎の歯槽頂は口腔底より低い状態。このように上顎に比べ下顎のアーチの方が大きい症例に，下顎歯槽頂を優先して人工歯（臼歯）を排列したならば，後方拡がりの形となる。
　この咬合状態では下顎が不安定になり揺れ動いて決して患者の満足は得られない。

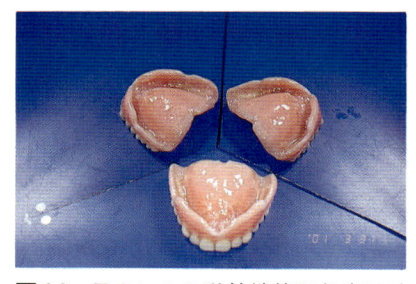

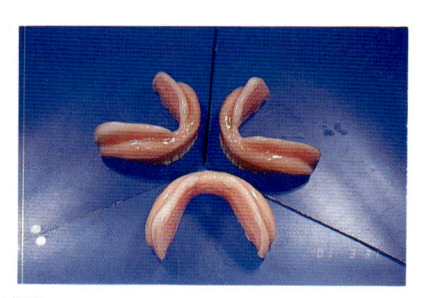

図33　T-Cによる動的機能印象完了時の状態。
　人工歯の排列状態は正常の咬合で，機能圧が加わった艶やかな印象面が得られる。

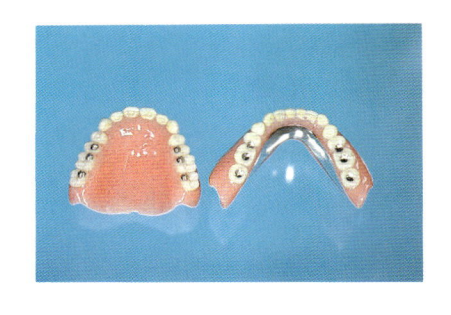

図34 最終義歯の完成（咬合面観）。
　上顎 5̲, 6̲, 7̲ の舌側機能咬頭にメタルブレード（白金加金IV），下顎 5̄, 6̄, 7̄ の咬合面中央窩にメタルフォッサ（金合金18K），下顎舌側研磨面にメタルプレート（金合金18K）を付与した。

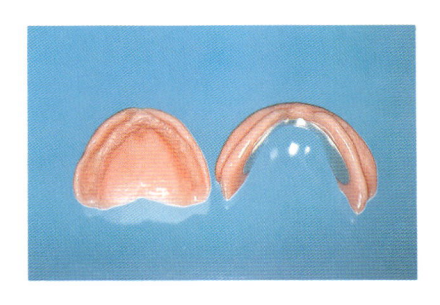

図35 最終義歯の完成（粘膜面観）。
　メタルプレートは，下顎の舌側研磨面に接着させているが粘膜面には出していない。

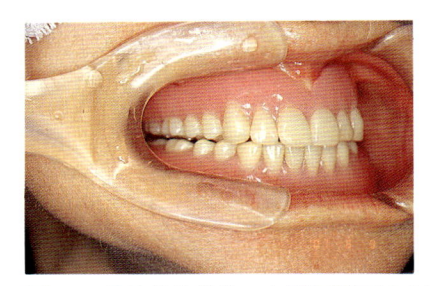

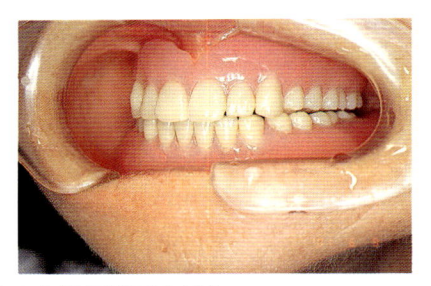

図36 最終義歯装着。右側頬側面観（左）と左側頬側面観（右）。

Q3-6. 上顎骨切除術後の補綴方法は？　　　　　　　（名古屋市：匿名）

A3-6. 悪性腫瘍等で外科的に上顎骨を切除したケースは当テクニックでは行っておりません。多分難しいと思います。

Q3-7. 上顎の顎堤が平らに近く，しかも後方に引っこんだ症例でも有効か？
　　　　　　　　　　　　　　　　　　　　　　　　　（？：M.Y.）

A3-7. 顎堤が平らでも，唇側・頬側の辺縁封鎖および口蓋小窩を覆う所まで床の延長をはかっておけば充分吸着が得られます。

Q3-8. 口唇の大きさ，口角の伸張度に比べ，下顎の義歯が大きすぎて装着不可能なケースはないか？ある場合はどこまで小さくするのか？

（福山市：S.H.）

A3-8. 下顎の顎舌骨筋線下方・後方のアンダーカットを上手く捉えた場合に，お口の小さい患者では装着しにくいケースもあります。しかしこのようなアンダーカットは (t.d.使用時に痛くなければ)，下顎義歯の飛び出しを防止する大変有効な手段となりますので，装着の仕方を工夫して頂くように努力して下さい。まず下顎義歯から先に口腔内に入れ，後方から前方への動作で痛くない動きを探りながら，徐々に下の顎堤に沈めるようにしてもらって下さい。D.H.が良く観察して患者にアドバイスし，一人で出し入れできるまでチェアーサイドで練習してもらって下さい。

Q3-9. 今までカワラダ デンチャーを作製して，下顎の義歯の吸着がどうしても得られなかった症例はあったか？

（大阪府：S.N.）

A3-9. とくに下顎の顎堤が極度に吸収している症例では，これまでのテクニックで吸着を得るのは至難の技でしたが，本システムでは許容範囲内で適正な咬合位を捉えていたのであれば，どんなにプアーな顎堤でも上手にデンチャースペースを捉えて行きますのである程度の安定は確保できます。本法の大きなメリットの一つであります。

　そこで，下顎義歯の浮きあがり対策を考えてみます (詳細は No.23 を参照)。
　①下顎前歯の排列位置 (下口唇及び唇歯肉移行部との位置関係)。
　②臼後パッドを覆っている事。
　③後顎舌骨筋窩を捉えている事。
　④下顎人工歯 (臼歯) の排列で後方拡がりになっていない事。
　⑤辺縁封鎖がなされている事。

No.4　カワラダ デンチャー システムの患者への説明（インフォームド コンセント）

Q4-1. 患者への説明法は？　　　　　　　　　　　　　　　（京都市：H.S.）

A4-1.　先生やD.H.等，いつも患者への説明に当たっておられる人が詳しくシステムの手順を理解し納得して下さい。その上で，これまでの製作法と根本的にどう違うか（術者が型を取り，噛み合わせの高さを決めてしまうのでなく，治療用の義歯をまず製作して，患者さんの実生活で使って頂きながら，真の噛み合わせの高さと複雑な粘膜の形を写し取っていくのであるから，時間は多少掛かっても，必ず痛みのない良く噛めるものが出来上がってくる）を，分かりやすく話してあげて下さい。

　当方では下記のようなパンフを作ってお渡ししています。

カワラダ デンチャー システムの総義歯について

> 　今まで歯医者さんで入れ歯を作ってもらっても，なかなかなじめなかったり，痛くて良く噛めなかったり，ムカムカして気持ちが悪かったりで，嫌な思いをなさった事がおありでしょう。
> 　これから私どもが作らせて頂く義歯は，今までとはまったく違う，新しく開発いたしました方法により製作させて頂くものです。
> 　まず初めに，お口の型を採るための義歯を作り，その義歯でお口の中の粘膜の細かい部分まで型を採りながら，噛め具合，喋り具合，お顔にマッチした歯の並び具合等，心からご満足頂けるよう調整して最終の義歯を完成させる作り方です。
> 　少し時間は掛かるかも知れませんが，皆様のご協力を得て必ず素晴らしい義歯を作り上げる事をお約束致します。

このパンフの裏面には，製作中の注意事項を書いております。

文献4に詳しく掲載しております。

Q4-2.　カワラダ デンチャー システムでの義歯再製の時の治療費の考え方は，どのようなものか？　　　　　　　　　　　　　　　　　　（福山市：S.H.）
　デンチャーのチャージ料は？　　　　　　　　　　　　　　（愛知県：K.I.）
　患者の治療代金はいくら？ 自費の勧め方は？　　　　　　（名古屋市：Y.I.）

A4-2. 従来の義歯製作は，粘膜の印象から最終重合で完成させるまでの期間が短く，義歯の性能がほとんど吟味されずに，一気に仕上げてしまうというような感じでしたが，本法では少しずつ改良を加えて，満足に噛める事を確かめてから完成させますので，はじめからやり直すという場合は少ないのです。しかし，とくに審美的な患者の要求を確かめたりする時には，もう一つ新たに作って，両者を比較してもらう場合もあります。

ですからそこら辺の事情も加味して，値段設定をされるべきです。

何でも安心して良く噛める義歯を作ってくれるのなら，患者さんはいくらお金を払ってくれるかという事です。多分本当に天然歯に勝るような義歯を提供できると分かって下されば，かなりの金額を出しても構わないという人は少なくないと思います。

最初は赤字を出さない程度に料金設定されれば良いと思います。術者が腕を磨き，自信をつけてくると自然に治療費は上がってきます。それこそ物の値段は需要・供給のバランスで決まりますから，先生の技術がそこらの歯科では得られないと患者に理解されれば，思い切った額でもOKして貰えると思います。

患者への説明等については，Q4-1.の解答をもう一度読み返してください。

筆者のデンチャーのチャージについてはA4-7.で具体的に申しております。

Q4-3. 患者一人あたり，どのくらい治療期間がかかっているのか？（技工物製作期間はそれぞれの段階で違うと思うがどんなものか）
（津市：S.N.）（寝屋川市：K.T.）（富士市：T.K.）（静岡県：S.S.）

A4-3. t.d.製作まではそれ程個人差は出ません。個人トレーによる粘膜印象から基礎床の製作，上顎は基準値に並べた人工歯と，下顎はロウ堤にして咬合採得をしt.d.を作り上げます。

この床内面にT-Cを填入して，患者の実生活で使用してもらい，床面の粘膜調整・人工歯の咬合調整をしながら，患者にピッタリの義歯に仕上げていくのですが，この期間は患者によってかなり違ってきます。なぜ違いが生じるかはお分かりくださると思いますので，患者さんに率直にお話になられると良いのではないでしょうか。

Q4-4. 石川県では材料が同じであると，自費請求は非常に難しいが，いかに説明するか？
（石川県：S.N.）

A4-4. 自由診療というのは，基本的には文字通り患者と術者の自由な契約に基づくものであるのですから，患者さんが満足されたら，材料が保険と同じだからと言ってクレームをつけられる事はないと思います。

　ご質問は金属床でないので，一目見て区別がつかないからと心配されているのでしょうが，下顎の舌側を金属床にすると補強効果もあり，重しとなって下顎の安定にもなりますし，さらに人工歯を硬質レジンにして，ブレード・フォッサを付与すれば，材料の点からも保険との区別がはっきりします。

> **Q4-5.** 初診の患者への対応は特別な方法があるのか？全体的な口腔内の状態や『こうすれば，素晴らしく噛める義歯になる‥‥』という治療方針は，いつ頃提示するのか？
> （碧南市：M.I.）

A4-5. 義歯に対する主訴，すなわち痛い・噛めない・喋れない・外れる・飛び出す等のクレームを初診時の段階で解消してやる事がインフォームドコンセントを得る一番の近道です。

　初診時もしくは早い段階でこれらの主訴(すべてではなくても，その中のもっとも気にかけておられる事)を解決出来なければ，新しくお金をかけてまで義歯を新調したいとは言ってくれません。

　まず，口腔および義歯の状態をお話して，上記のように患者さんの義歯に対しての不満を，初診または出来るだけ早い時期に改善してあげると，『当院で義歯をお作り頂ければ，もっともっと性能の良いものが出来上がりますよ！』というこちらの説明を聞いて下さるようになるものです。

> **Q4-6.** チャージは治療開始時に伝えるのか？またその方法は？
> （西春日井郡：M.K.）

A4-6. 自由診療の治療費は，保険のように結果責任を問われない出来高払いとは違い，"本当にその義歯で機能回復が図れたかどうか"にかかってきますので，当院では全体的な治療計画を立てるときに，大まかな期間と料金を提示します。実際に治療費を払って頂くのは，原則として結果を満足して下さってから，という事にしていますので，お金の取りっぱぐれがないようスタッフが一丸となって一生懸命成功させるべく頑張るのであります。

Q4-7. f.d.はいくらでチャージしているか？金属床なら『自費ですよ，保険は効きませんよ』と言えるが，レジン床だとなぜか言いにくい。完成した義歯がレジン床なので，見た目では自費と保険の差が分からない，かといってレジン床で自費の（お金のもらえる）義歯が出来るのなら，それで製作してみたい。以前なら上下で40～50万もらっていたが，f.d.は自費と保険の区別が難しい‥‥。

(大阪府：H.K.)

A4-7. 見た目ではなく機能の違いが自由診療です。患者さんにしてみれば材料より噛め具合や審美的回復等，機能の面の満足度を問題にされると思いますので，結果に満足して頂ければご質問のようなトラブルは起こらないでしょう。

結果に満足できないのに料金を取られたと思われた時に，行政や地区の歯科医師会に訴えられるという事だと思います。

しかし技術を向上させるとともに，材料的にも自由診療の証としてA4-4.で解答したような下顎舌側の金属床，硬質レジンの人工歯にブレードやフォッサを付与されるのは，機能を高める事にもつながりますのでドンドン取り入れていって下さい。

従来法でやっていた頃は，上顎金属床として，上下顎40～50万円でお願いしていたように記憶していますが，装着後も患者さんが中々満足の笑顔を見せて下さらないので，いつお支払いを言い出そうか，とても困っておりました。何度調整に来られても満足頂けない時は，また始めから作り直しという事になり，コリャ赤字だわい！とガッカリしたものです。

本法を採用するようになってからは，最初の5, 6年の試行錯誤の時期には60～100万円位でお話しておりましたが，成果が出て必ず成功させられると確信を得てからは，原則200万円，年齢を加味して120～200万円の範囲で患者さんの同意を得ています。かなりの金額ですので分割でもOKにしています。

Q4-8. 患者から『その義歯は大きい』とクレームがついた時，どのように対処しているか？

(静岡県：T.Y.)

A4-8. 患者に次のような説明をしています。

『義歯は歯の部分だけでなく，床の部分も噛む力を分散して大きな咀嚼力を生み出す働きをしています。ですから小さい義歯では，よく噛めるものは望めません。ただ義歯の床の部分が，お口の粘膜にピッタリフィットしておりませんと，痛かったり，良く噛めなかったり，気持ちが悪かったり，飛び出したりし

てしまいますし，顎の骨(いわゆる土手)も急速に失われてしまいます。あなたの長い人生において，常に快適な口腔の諸機能を保つためには，大きくてピッタリとあなたのお口の粘膜に適合した義歯を入れて頂かねばならないのですよ。義歯を大きくするとお口全体で噛む力を分散しますので，少しの力でも良く噛めるのです。

　今は大きいとお感じになるかも知れませんが，調整をしてまったく違和感のないものに仕上げて参りますので，ご安心下さい！』

　あとは患者に説明したように，適合の良い義歯に完成させるだけです。

Q4-9. 技術があり，患者も自由診療に納得した上でそれなりに手間，時間，サービスをこめて具合の良い義歯を作ったとしても，第三者はレジン床義歯は保険であるから保険診療違反であると言わないか？　　　　(静岡県：S.S.)

A4-9. レジン床であっても咀嚼・発音・審美・機能に当の患者さんが満足されておれば，何の問題も起こらないと思います。始めから自由診療であると患者さんに納得してもらっているのですから，この場合に保険診療の違反に問われるという事は考えられません。

　自由診療は患者と術者の間の契約ですから，第三者(多分，行政とか保険者の事を指しておられると思いますが)から何やかやと言われることはありません。

　義歯の調子が悪いといって来院した患者さんに「この義歯では噛めませんね。高くつきますが良い義歯を作りましょう！」と，いくら熱心に説明しても，即「OK」してくれないのがほとんどという事は，充分ご承知の通りです。

　p.d.であれf.d.であれ，痛い・噛めない・外れる・飛び出す・気持ちが悪い等の不満を訴えて来院された時，その具合の悪い旧義歯を改善して，初診時もしくは2～3回の来院で「良くなった！」と満足させなければ，新しく自由診療の義歯を作って欲しいと希望しては下さいません。

　なぜならば今までの経験から，保険であれ自費であれ，自分の望む義歯をきちんと製作してもらった事がほとんどないため，その証拠を現実に見せられるまで，容易に術者を信用する事が出来ないのは，当然と言えば当然なのです。歯科治療に来院された患者さんに，初診時の段階で「良くなった！ここの先生はこれまでの歯医者と違う?!」と評価して頂くことが，もっとも自由診療を望んで頂けるキーポイントなのです。その時が"腕"，"技"の見せ所なのです。

筆者の35年間の臨床経験からお話させて頂きます。
　私は大学卒業後10年近く外科畑でおりましたので，有床義歯の方はまったくダメ男でした。開業して2年目の事だったと思います。その患者さんは外科医(三重県医師会常務理事)でした。「近所の歯医者で義歯を作ってもらったが食べられない。明日，会議があり，その後で会食があるから，皆の前で食べられるようにして欲しい！」と言って来院されました。明日と言っても，義歯は現に今お口の中に入っているのですから，お預かりする訳には参りません。ともかく改造して，今夜の夕食と明日の食事を食べられるようにしなければなりません。筆者と当方の技工士に与えられた時間は3時間！

　＜処置法＞　下顎咬合面にパラフィンワックス(1枚)を貼って，少し軟化しカチカチ噛ませて，パラフィンが破れる(透ける)手前での中心位のバイトを採って，学生時代に強制的に買わされたギィジーのシンプレックス咬合器(指導ピンを1mm上げて)にマウントする。指導ピンが0になるまで，中心位の当たりを取った後，スムーズにロード咬合が出来るように前方・左右側方の当たりを取ってから，その義歯を患者先生に渡しました。

　それから3週間程，音沙汰がなかったが，突然木曜日の夕方に来院された。「会食は如何でしたか？」「なんとか食べられた。一から新しい義歯を作って欲しい。今日手付金として200万の小切手を渡しますので」と言われた。その患者先生に「私には噛める義歯を作る腕はありません。どうか3年待って下さい。腕をつけてから是非やらせて下さい。」と，恥ずかしさと，悔しさと，歯がゆさをぐっと飲み込んで，頭を下げるしかなかった。

　その時から，私の有床義歯の勉強がはじまったのであります。

No.5　総義歯治療に着手するための前処置

Q5-1.　抜歯の基準はどこにおいたらよいか？　　　　　　　　（福山市：K.O.）

A5-1.　基本的な抜歯の基準を箇条書きにしますと
①40～50歳代で歯周疾患が著しいもの(P3～4)。
②残存歯が健全でも，すれ違い咬合のもの。
③下顎が無歯顎で，上顎に歯が残っているもの。
④65歳以上の患者で，万が一寝たきりになった時，口腔ケアが困難になると考えられるもの，例え多数歯残存症例でも(残存数が多いほどアフターケアが難しい)在宅診療がやりやすいよう全歯抜歯して，機能の良い総義歯にするのがベスト。

義歯補綴を成功させる秘訣は，歯科小外科をマスターすることです
①抜歯
　　上記の抜歯基準に従って，麻酔を充分効かせ，極力出血を抑え，痛くなく腫れないOpeを出来る腕をつけて下さい。

②歯槽骨整形
　　無歯顎患者で唯一外科処置を要するのは，上下歯槽部を親指の腹で強く押さえてみて，痛みを訴える部分の歯槽骨整形のみであると言って良いと思います。このような鋭端な歯槽骨をそのままにして，義歯を作りますと，必ずそこが痛んで良く噛めるものは出来ません。
　　しかし下顎隆起や口蓋隆起，上顎頬側の骨隆起などは，t.d.で痛みを訴えないようでしたら，義歯の脱落防止に大きな効果を発揮しますので，積極的に利用するように考え，除去する必要はまったくありません。
　　ただし義歯の着脱がスムーズにいくよう，出し入れの方向を患者さんと一緒に工夫する必要があります。

③後処置
　　術後，後処置を余儀なくされるのは，出血と疼痛，腫脹等であると思われます。
　　　＊術後，出血が止まらないという連絡を受けられる事があるでしょう。
　　　　後処置をする必要があるかどうかを，患者からの訴えで判断して下さい。

　　唾液に血が混じる程度なら大丈夫，傷口からジワーと血が滲んでくるようなら，清潔なガーゼか脱脂綿を丸めて出血の部位にしっかり当てて，

小一時間圧迫止血してもらいましょう。それでも止まらず，短時間に口の中に血液がいっぱい溜まってくるようなら，再来院してもらって不良肉芽の再掻爬なり，ナートのしなおしなり，適切な処置をして頂かねばなりません。

術後の出血の原因を大まかに申しますと，
① 不良肉芽の掻爬不全の場合。
② 歯肉・粘膜骨膜弁を形成する際，骨膜まで一緒に剥離・翻転せずに，粘膜だけしか剥ぐっていない場合。
③ 骨膜まで剥離していないので，歯根が明視できず，どこにヘーベル等の器具を入れれば良いか分からず，盲滅法に器具を使って組織を挫滅させる場合。
④ ナートが不完全な場合 etc.‥‥が考えられます。

いずれにしろ『まず歯科外科の基本のマスター』を！！

　＊外科的侵襲を加えたのですから，多少の痛み・腫脹は致し方ないと思います。しかし術者のスマートな手技と術後の冷罨法，投薬等で結果は随分違ってきます。やはり外科の基本をしっかり習得して下さい。
　＊ドライソケットに関しては，文献1, 2を参照して下さい。

Q5-2. 粘膜面を手指で押さえただけで痛がる患者の場合，何か特別な処置をしているか？　　　　　　　　　　　　　　　　　　　　　（神奈川県：T.D.）

A5-2. 粘膜面を手指の腹で押して痛がる歯槽頂は，糸鋸状に尖っている場合が多く，歯槽骨整形術の必要があります。この状態をそのままにして義歯を作ったとしたら，いつまで経っても痛みが取れず，良く噛める義歯は出来上がりません。歯肉・粘膜骨膜弁を形成して，鋭端な歯槽骨の整形術を出来る技術をしっかり身につけて下さい。

Q5-3. ①触診で疼痛がなければ，アンダーカットとなる骨瘤は取り除かなくてもよいか？　　　　　　　　　　　　　　　　　　　　　（神奈川県：T.D.）
②前歯部唇側粘膜面の歯槽頂から歯肉唇移行部方向へのアンダーカットの存在する症例に対して外科処置の要・不要。　　　　　　　　　（堺市：M.T.）
③上顎臼歯部頬側に骨が隆起した部分の大きなアンダーカット，またこの部分の筋突起と干渉しそうな場合の外科処置の要・不要。　　　（横浜市：S.I.）

A5-3. ①f.d.の場合は基本的に骨瘤，下顎隆起や口蓋隆起，上顎頬側等にある丸みをもった骨隆起は除去手術の必要はありません。ここのアンダーカットを上手く使うと，義歯の飛び出し防止の有効な手段となります。しかしp.d.では着脱方向が規制されているので，骨瘤に当たる(すれる)場合は，Ope.の必要があります。

②前歯部唇側部のアンダーカットや上顎大臼歯部頬側や下顎小臼歯部舌側の丸く膨らんだ骨瘤は，術者の手指で押さえても痛くありません。その部をリリーフしたt.d.を患者が痛がらずに使えれば問題ありません。このような骨瘤を義歯の安定に上手に利用する工夫をして下さい。

③義歯床の出し入れが出来ないような，大きなアンダーカットがある場合，頬側の骨整形をすることがありますが，筋突起に干渉した例は経験しておりません。

一般的に申しまして，頬側の骨瘤の骨整形は必要ありませんが，咬合高径が平均値内であるのに，上顎結節と下顎臼歯パッドを覆った基礎床とが当たる場合には，上顎の臼歯顎堤の骨整形が必要かもしれません。上下の最後臼歯後方の床同士が当たっていますと，前方運動の際，上顎の義歯を脱落させ，また咀嚼時に床と床で頬粘膜を挟んでしまうからです。この部分のOpeの詳細はA5-10.を参照して下さい。

Q5-4. ひどい骨隆起(上顎頬側の外骨腫・下顎舌側)によるアンダーカットが著しい時，どうするか？　　　　　　　　　　(和歌山県：N.Y.)(広島県：J.T.)

A5-4. 丸みを帯びた骨隆起はOpeの必要はありません。アンダーカット部をリリーフしてt.d.を作り，その模型でT-Cをパッキングして治療(T-コン)を進めてまいります。義歯を出し入れする方向を，骨隆起にすれて痛いという事のないように工夫して口腔内に装着出来れば問題はありません。かえってこのようなアンダーカットは義歯の飛び出し予防に役立ちます。

Q5-5. 骨瘤を除去した際，半球状に余った粘膜の処置方法は？

(名古屋市：？)

A5-5. Opeを施行するに当たり，粘膜が余剰になると思われる部位では，紡錘形(細い三日月状)になるように切開を入れ，骨瘤除去後縫合します。t.d.は術

直後から使って頂きます。抜糸は術後5〜7日後にします。

> **Q5-6.** 下顎歯槽頂で，頬小帯が同じ高さでヒダ状に連なっている場合，どのような前処置を要するか？　　　　　　　　　　　　　　　　　　（堺市：M.T.）

A5-6. 術者が個人トレーで印象し，その印象面で作り上げるテクニック(要するに従来の方法)を行っていた時には，よく小帯のOpeを行っておりましたが，数年で歯槽頂が下がって前の小帯より太くなり，歯槽頂と同じ高さになっている事に気がつきました。当システム導入からは小帯Opeを行わず，生体に調和した無調整義歯で顎堤の保護に努めております。

> **Q5-7.** Cysts除去後，従来のアパタイトを補填した症例では，縫合部より余剰分が出る等のトラブルはないのか？　　　　　　　　　　　　　　（大阪：Y.I.）

A5-7. 義歯使用中にアパタイトがポロポロ出てくることがあります。また填入したアパタイトが感染し除去した症例もありました。

> **Q5-8.** 抜歯後，その部分(顎堤)に変化(吸収)はあるか？
> 　　　　　　（名古屋市：Y.S.，T.M.）（福山市：S.I.，S.H.）（京都府：K.K.）

A5-8. 抜歯した後は必ず歯槽骨整形を行い，T-Cを填入したt.d.で抜歯窩の治癒状態を見ながら治療を進めるので形態の良い顎堤になってきます。したがって歯槽骨整形をした効果もあり，抜歯窩が吸収して顎堤の形態が著しく変形するなどという事はありません。

> **Q5-9.** 下顎が無歯顎で，上顎は有歯顎でCrが装着されていると想定する。その場合，Ling.O.を与えるため，Crを除去し，その咬合を付与しやすいような咬合面形態にCrを作り直すか？
> 　またp.d.も基本的にLing.O.にしているか？　　　　　　　　（名古屋市：T.）

A5-9. 下顎が無歯顎なら，たとえ上顎が有歯顎で補綴治療がなされている症例でも全部抜歯して，上下総義歯として治療しております。

しかし現実の問題として，下顎無歯顎でも上顎の歯を抜かずに義歯の製作を余儀なくされる事も考えられます。この場合はご質問のように，上顎の咬合面形態を Lin.O. に合わせて作り直されるのが良いと思います。
　p.d. の咬合も義歯の人工歯は，LingO. の咬合様式にしております。ただし維持歯には適用しておりません。

> **Q5-10.** とくに上顎の残根を放置してあったため，歯槽骨が挺出し，上顎結節と臼後三角との間のスペースが不足し，下顎の臼後三角を充分にカバーできないようなケースに出会う事があるが，どのように対処しているか？
> （名古屋市：？）

A5-10. 歯槽骨整形を行ってスペースを確保して下さい。
　臼後パッドを覆わなければ，下顎の義歯床は浮き上がります。
　臼後パッドが上顎結節部にタッチする場合の歯槽骨整形は，多少外科のテクニックに熟練を要すると思いますが，総義歯の症例では度々遭遇する事も考えられますので，その手技を解説しておきます。
　7|が残根状態で下顎と歯頸部でバイトし，8|は埋伏している症例を想定し，87|歯槽骨および上顎結節の骨の膨隆部の削除術と，歯槽骨整形術について説明します。
　①局麻は，上顎結節部への伝麻と，8〜3|部歯槽骨および歯肉頰移行部に浸麻を施します（図37）。
　②切開線は 3|の歯槽頂から 7|の残根近心部までとして，歯槽頂切開を加え，7|の頰側歯頸部から遠心側に約 10〜15mm 歯頸部切開を延長する。3|の歯槽頂から唇側部に約 10mm の斜め切開を加える。
　③骨膜起子または骨膜剥離子で，3|の歯槽頂部から剥離し，8〜3|部頰側歯槽骨を露出させ歯肉弁を形成する。
　④埋伏している 8|の歯冠部頰側歯槽骨を丸の骨ノミにて削除し，8|の歯冠の一部を確認してから，7|の残根を抜歯する（この時 7|の歯根尖および 8|の埋伏歯と上顎洞底との関係を把握しておく事）。
　　7|に続いて 8|を抜歯する（上顎洞内に押し込まないように！）。
　⑤骨鉗子と平の骨ノミにて 8〜4|部の歯槽頂頰側部の骨を除去する。
　⑥次いで上顎結節底部と頰側部の骨を削除しながら，歯肉弁を復位に戻し，術前より 5mm 以上削除できたかを確認する。
　⑦歯肉弁を戻した粘膜が，頰・舌（口蓋）的に重なる所は，歯肉鋏でカットし，

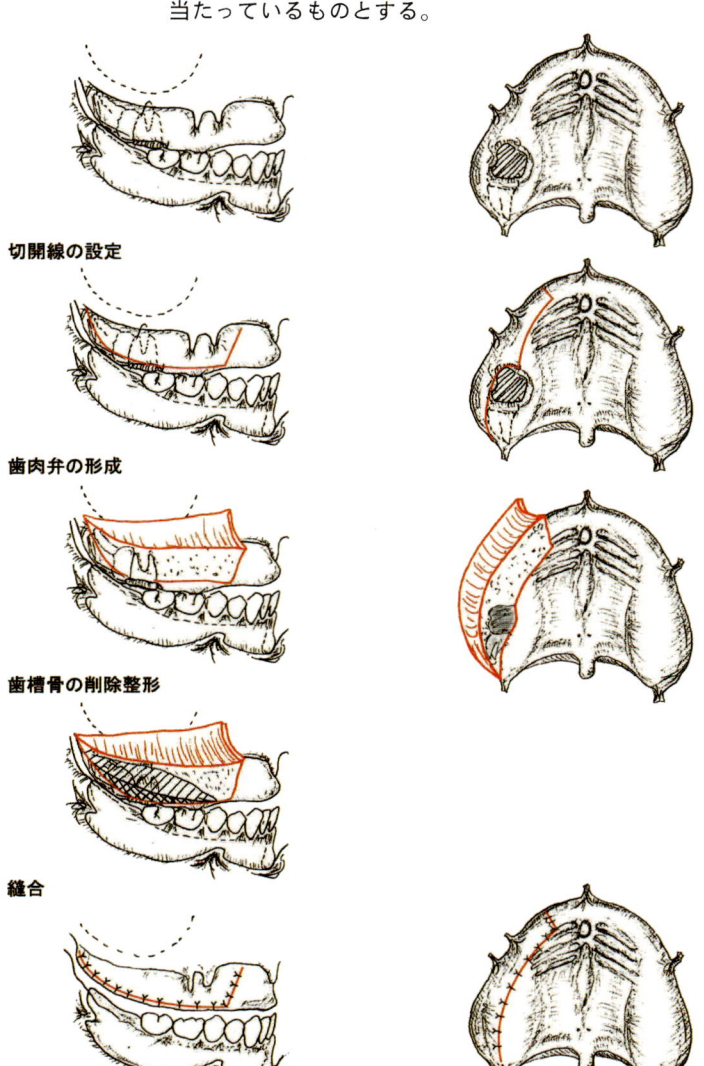

術前の口腔内：7｜が残根，8｜埋伏歯，右臼歯部が下がり対合歯に当たっているものとする。

切開線の設定

歯肉弁の形成

歯槽骨の削除整形

縫合

図37　上顎結節部と臼後パッド部にスペースがない時の歯槽骨削除と歯槽骨整形手術。

　粘膜面が重ならないようにする。
⑧生理食塩水で骨面を充分に洗浄後，縫合（8〜10針）して，Opeを終了する。圧迫止血を忘れずに。

Q5-13. 顎関節x-pは使用しないのか？　　　　　　　　　　　　　　　　（匿名）

A5-11． 勿論，術前・術後に撮影しています。旧・新の義歯による咬合の高さが顎関節におよぼす結果を観察する目的もあるのですが，現在の顎関節撮影装置で，常に左右をまったく同じポジションを取って撮影するのが，極めて難しいと思われますので厳密な比較は望めないようです。

> **Q5-12．** 抜歯から暫間義歯装着までの期間は？
> 最終抜歯から t.d. 装着までは？
> 複製義歯の製作法は？
> t.d. から最終義歯装着までは？　　　　　　　（知多郡：M.I.）（鳥取市：M.Y.）
> 　　　　　　（滋賀県：K.Y.）（名古屋市：Y.S.，M.S.，T.M.，H.N.，Y.I.）

A5-14． 抜歯と同時に旧義歯を増歯していきます（移行義歯）。抜歯をしながら徐々に総義歯の形にしていきます。

　旧義歯が金属床の場合など，T-Cが接着しないため，あらかじめデュプリケートデンチャーを作っておきます。

デュプリケート デンチャーの製作法

義歯複製用フラスコ（デュープフラスコ：GC社，レプリカ：亀水化学），専用即時重合レジンの液と粉末（歯冠部用と床部用），計量カップ，小筆を準備します。

①旧義歯から改造する時，金属床では即重レジンやT-Cの付着が悪かったり，動的機能印象が完了間近で，最終義歯の重合の期間，t.d.と同じようなフィットの良い義歯を患者に使わせたかったりした場合に複製義歯を作成する。
　複製する義歯の内面・外面をブラシを用い，流水下できれいに洗浄し，エアーで表面の水分を飛ばす。

②アルジネート印象材（以下：印象材）を練和し，気泡が入りやすい人工歯歯頸部，咬合面，口蓋部に，印象材を手指で擦りつけるように塗布する。フラスコ下輪に印象材を満たし，義歯の人工歯側を下にし，前歯部からこれを支点とするように，ゆっくりと臼歯部まで沈め，床辺縁部まで埋没させる。

③印象材が硬化するまでに，水で濡らした手指で，義歯の床辺縁部から約3mm程露出するように印象材を除去する。そして義歯周縁とフラスコ下輪周縁との間の印象材表面を，濡れた手で滑沢にしておく。

④印象材硬化後，フラスコ下輪周縁部の余剰印象材を取り除き，フラスコ上輪が適合できるのを確認しておく。

⑤再度印象材を練和し，義歯粘膜面の気泡の入りやすい所へ手指で塗布した後，残りの印象材をフラスコ上輪に満たし，上輪を下輪に圧接し適合させる。溢れ出た印象材は硬化してから取り除く。

⑥硬化後フラスコを開輪し，下輪に埋没した義歯を取り出す。これで義歯の全体が印象採得された事になる。

⑦フラスコ下輪の人工歯歯冠陰型部に，歯冠色のアイボリー色の即重レジンを，気

　　　　泡が混入しないように歯頸部まで満たす。
　　　　硬化後連なった歯冠部を取り出し，4┼4の歯頸部をフィッシャーバーできれいに仕上げ，下輪印象面に戻す。
　　⑧歯冠部の次に，下輪の歯肉部および上輪の粘膜面部にも床用ピンクの即重レジンを流し込み，餅状になった時点で，フラスコ上下を合わせて閉じ，硬化を待つ。
　　⑨レジン硬化後フラスコを開輪し，複製された義歯を取り出し，バリ等を削除し，気泡があれば即重レジンで筆積み補修後，研磨仕上げする。

　残存歯の本数や患者の状態よっても異なりますが，およそ2週間に1ブロックづつ抜歯しています。
　移行義歯から作っていった総義歯（抜歯前の患者の口腔内と同じ状態になっている）では咬合高径が低いことが多く，この義歯を適正な咬合高径に修正して，Ling.O.に排列にしたt.d.（人工歯は，陶歯でも良いが，後の破折の危険性を回避するためには，硬質レジン歯で，上顎舌側咬頭にメタルブレードを植立したものを使用するのが最良）を作製します。
　ただし咬合挙上量が約2mm以上の症例では，まずLing.O.の排列の人工歯を即重レジンでブロックずつ作っておき，この人工歯を用いて仮のt.d.を作ります。仮義歯で咬合調整を行いながら使用してもらい，トラブルがないかを確認した後，もう一つ新しいt.d.（陶歯または硬質レジン歯）を作ります。
　この義歯で約1カ月，咬合調整・粘膜調整を施し
　　①床辺縁の獲得ができ。
　　②与えた高さが適正で。
　　③中心位が確立している事を確認できたら，上顎のブレードに対する下顎臼歯中央窩にメタルフォッサを打ち込みます（陶歯ではこの操作は出来ない）。
　本t.d.にT-Cをパッキングし，患者の満足度を確かめながら，咬合調整・粘膜調整を経て動的機能印象を採得します（約1ヶ月）。
　t.d.で何でも満足に食べられて，動的機能印象の採得ができれば，最終義歯を製作します。
　最終完成義歯（下顎舌側研磨面が金属床）の仕上げには，約1週間かかります（この間，患者に使ってもらう義歯も用意する必要あり。通常は動的機能印象が完了した重合前のt.d.をデュプリケートするのがベスト。すでに適合しなくなった旧義歯などで我慢してもらうと，完成義歯を装着する時にDulや咬合の不調を訴えて，折角の無調整義歯の成果が分からなくなる事が予想されます）。

Q5-13. t.d.の製作前に旧義歯の床縁拡大などを行い，後に製作するt.d.の想像される大きさにしなくてもよいか？　　　　　　　　　　　　　　　　（名古屋市：T.M.）

A5-13. 旧義歯に比べ，間違いなく本法の総義歯のほうが大きくなると思いますので，ご質問のように床の安定を得る目的と併せて，床辺縁の拡大や咬合高径の挙上をしておかれるのがよいと思います。人工歯もLing.O.にしなければならないのですが，Ful.O.に比べLing.O.の方がアーチが多少大きくなります。これが舌運動を障害しないので優れた利点になります。

Q5-14. （総義歯でなくて申し訳ないが）最近のインプラントについて教示されたい。　　　　　　　　　　　　　　　　　　　　　　　　　　　　（広島県：S.T.）

A5-14. 若い先生方でインプラントを導入しようとお考えの方もおられますので，私の片側遊離端欠損の補綴法を述べさせて頂きます。

　私は元々，片側遊離端義歯に自信が持てませんでした。個人トレーで筋圧形成後，精密印象をとり遊離端義歯を製作し，その義歯を装着して義歯の最後臼歯部を押さえると，反対側に維持を求めているレストやクラスプが浮き上がったり，床辺縁からブクブク泡が噴いたりしてくることがしばしばありました。到底この義歯では満足してもらえないのではと思いました。義歯の床縁部が，舌や頬の動きに対して障害を与えているように感じました。その解決策として当時大流行していた骨内インプラントに注目し臨床応用に至りました。インプラントを始めて5，6年経った時期に，多少集まった症例をまとめて「少数歯欠損における骨内インプラントの実際」という，拙著を出版致しました。

　この本を見た実兄（三重大学医学部第一外科教授）からは，「臨床の合間をぬってよくこれだけの本を完成させたな」と率直にお褒めの言葉を頂いたのですが，実弟（内科医で父と一緒に田舎で開業）の意見は，「えらく若い患者さん（40〜50歳代）にインプラント治療を行っているな」という驚きであった訳です。その理由を聞くと，整形外科において股関節脱臼などでインプラントを行う場合，その適齢期というのを重要視して極力オペの時期を遅くし，65〜70歳にしようかという事で，つまりインプラントの撤去というのは論外という考え方が弟にはあったのです。私の症例の40代，50代のインプラント患者を見て「口腔のインプラントは何年もつの‥‥？」と尋ねたのであります。私自身インプラントを始めた当初は，5年もてばいいと考えていたのでありますが，臨床を重ねていくうちに10年間は大丈夫だ，という確信を持っておりましたので，そのまま「10

年はもつ」と答えましたら,「それじゃ11年目はどうなるの‥‥？」と重ねて質問され,私としてはあまり考えもせず,「11年目にインプラントがダメになったら"入れ歯"になるよ。」と答えますと,弟は「それはおかしい」というのです。若い人で取り外しの入れ歯がいやだからインプラントを選んだはずなのに,その人が11年目から入れ歯を受け入れる訳がないと言われて,私は"目から鱗が落ちる"思いをしました。私は可撤性義歯による補綴で患者さんを満足させる自信がなかったので,インプラント治療に逃避していたんだなという事に気がついたのであります。

　歯科医師として,まずデンチャー ワークで患者さんを満足させられるだけの腕を持つ事が大切だと痛感しております。H-C P.に出会い,試行錯誤の末,カワラダ デンチャー システムを完成させ,日本全土に普及させていきたいと思っております。

No.6　個人トレーの製作と顎堤粘膜の印象採得法

Q6-1. モデリングコンパウンドが使用可能か？　　　　　　　（春日井市：T.K.）

A6-1.　顎堤が異常に吸収した症例で，既製トレーでは勿論のこと，個人トレーを使用しても概形印象がうまく採得できない場合には，コンパウンドと個人トレーを用いて印象した方がきれいに採得できます。

　この最初の概形印象は，基礎床を作るために出来るだけ広く顎堤を捉える目的で採得するもので，この印象面が最後の完成義歯の床面にはなりませんから，それ程神経質にならなくても良いのです。しかし最初の印象から，出来得る限り精密に口腔の内面を写し取って頂いた方が，完成までの時間がうんと短くなり成功率も上がります。

Q6-2. 個人トレーを作る時の注意点，コツは？　　　　　　　　　（堺市：M.Y.）

A6-2.　個人トレーを作る時の注意点を述べさせて頂きます。

個人トレーを作る時の注意点

無歯顎の場合
① 無歯顎の概形印象トレーは
　　Sto-k Tray (Coe社)，Accu Tray (Accu社)，Schreinel Makers System Tray (BVクラン社)のいずれかで行う。Schreinel Makersが一番堅牢。
　　各社のトレーを全部揃える必要はありません。これらのうちでもっとも気に入ったものを2組(同じもの)揃える事です。同じものを2組揃える理由は，印象採得は少なくとも2回試みる(義歯だけでなく，歯冠補綴の場合も，自費診療なら2回以上採る事を原則とすべし！)必要があるからです。患者に最適のトレーを選び，少し硬めに練和したアルジネートで印象する。もう一つのトレーで同様に印象採得し，この2個の印象面を比較・評価します。出来の悪い方の印象を剥がし取り，もう一度再印象を行い，先程の印象面とまた比較・検討し，納得する印象が得られるまで繰り返し行い，一番上手く行った印象面を使います。
② アルジネートで印象した印象面の唾液等を筆できれいに水洗する。
　（印象面を壊さないように）
③ 石膏の注入は，バイブレーターをしっかり当て気泡が入らないようにする。
④ 辺縁は歯肉唇頬移行部を越えて3〜4mmまで石膏で覆う。
　下顎臼後三角部も完全に覆うこと。

⑤硬化後，まず基底面をトリマーで削除する。
　（基底面と歯槽堤は平行に，厚さは 10mm 以上残す）
⑥側面をトリマーで削除する。口蓋後縁は左右のハミュラーノッチを結んだ線（口蓋小窩を含む）よりもやや長めに正中と垂直になるように削る。
⑦印象の不鮮明なところは石膏模型を修正しておく。
⑧小帯部分は充分に（約 1mm 程）避ける。
⑨模型の前方壁面に，正中ラインをマジックで書いておく。
⑩全体をパラフィワックス 1 枚（約 1.2mm）でリリーフ（ワックスを軟化させると作業がしやすい）。
　そのワックス面に分離剤（ワセリン）を塗布する。
⑪ベーシングレジン（山八社）を練和したら，掌と掌で押しつぶすようにして気泡を抜く。
⑫レジンを 3mm 程度の厚さに均一に延ばす（初心者はトレーモールドを使用するとよい）。
　上顎は口蓋部から圧接すると空気を巻き込みにくい。
　硬化時間が短いので手早くする（夏はとくに）。
⑬前歯部正中の顎堤頂上に柄を付与する。柄は印象時に邪魔にならない位置，方向につける。柄の大きさは幅：10～12mm，高さ：7～8mm，厚さ：3～4mm。
⑭辺縁の長さを修正し，次に厚みを一定にしカーバイドバーで角がないように丸く整え，研磨をして仕上げる。

蛇足であるが
有歯顎の場合
①有歯顎の概形印象トレーには，網トレー，穴開きトレー，穴無しトレー等各種ある。穴無しトレー以外のトレーでは，歯肉唇（頬）移行部，歯肉口底移行部にまで圧がかからず，その部分の印象を上手く採得する事が出来ない。そこで有歯顎のスナップ印象には，穴無しトレーのファインロックトレー（DENTECH）またはリムロックトレー（CAULK）で行う。
②模型に正中線，外形線を記入。
③パラフィンワックス（1 枚）でリリーフする。前歯や孤立歯の折れやすい所は厚くしておく。
④ベーシングレジンを練和したら，掌と掌で押しつぶすようにして気泡を抜く。
⑤模型に圧接し，レジンが熱くなってきたらワックスが溶けないように水で冷やしながら圧接する。
⑥完全にレジンが硬化するまでに，模型から取り外しておく。
⑦口腔内に挿入しやすいように，唇（頬）側大臼歯部は厚くしない。
⑧角を作らない。辺縁はとくに注意する。
⑨個歯トレーと個人トレーの内面は当たらないようにする。
⑩柄の方向，大きさ，角度，強度に注意する。柄が大きすぎると印象採得時，口腔内に入れにくく口唇の邪魔になり，小さすぎると石膏が流しにくい。

Q6-3. ①概形印象の基準について教示されたい。　　　　　（広島市：O.Y.）
　　　　②下顎舌側の印象のコツは？　　　　　　　　　　　（鳥取市：M.Y.）

③下顎大臼歯部辺縁の印象をうまくとる方法はあるか？　また辺縁の位置はどのようにして決定したらよいか？　　　　　　　　　　　　　　(多摩市：M.U.)
④印象は広範囲に採得しなければならないのはわかったが，技術的な印象のテクニックを教示されたい。　　　　　　　　　　　　　　　　　　(匿名)
⑤印象採得時下顎においては，口を開いて印象をとるのか，閉じるような形でとるのかどちらか？　臼後三角の形態が違ってくると思うが‥‥。
　　　　　　　　　　　　　　　　　　　　　　　　　　　　　　(小牧市：T.S.)
⑥下顎の顎堤のない症例の場合，デンチャースペースの採得をすることの必要について，どう考えるか？　　　　　(名古屋市：T.M.)(福井市：S.K.)

A6-3. 著しく吸収した顎堤でも，生理的デンチャースペースがありますので，そのエリアを上手く獲得しなければなりません。

下顎の顎堤粘膜の印象採得のコツ

①下顎のアーチに適合した既製トレー(前項の無歯顎の概形印象トレーを参照)を用意。
②t.d.製作のための粘膜印象はアルジネート印象材で行う。
　　気泡の入りやすい前庭移行部，口蓋中央，下顎舌側(口腔底)などには，着色されたやや硬化の緩慢なアルジネートをシリンジで注入し，レギュラータイプのアルジネートをトレーに盛って印象採得。
③印象面に普通石膏を注ぎ，うまく印象されていない部位を石膏面で修正して，個人トレーを2個作る。
④フィットチェッカーなどを使って痛みがなく均等になるように修正。
⑤個人トレーの辺縁(とくに舌側臼歯部)にペリコンパウンド，またはユーティリティワックスを付着させ，舌運動させて移行部の辺縁を獲得する。個人トレーの段階である程度吸着が得られるようにしておく。
⑥②と同様2種類のアルジネートで印象を行い，舌運動・頬の運動をさせる → 印象は軽く開口させた状態で行っていく。術者が採得する印象だけでは，臼後パッド部や舌側辺縁は正確な印象はできないので，T-Cを填入したt.d.を日常使ってもらいながら印象を採っていく。
⑦床辺縁の位置は頬側は頬棚から，後方はレトロモーラーパッドを覆い，舌側は顎舌骨筋線下方・後方の後顎舌骨筋窩まで延びていなければならず，スロートフォーム形態が描かれていること。
＊上顎も同様の手順で行う。
＊2個の個人トレーで二つの印象面を見て良い方を残し，悪い方をはがし，もう一度印象をとる。それと前回のものとを比較し良い方を用いる。何度もチャレンジすることが印象をうまく取るコツです

Q6-4. 印象時の圧力5〜7kgがよいと思うが，どのようにすれば良いのか？また義歯の粘膜面にクッション性のものを貼り付ける方法があるが‥‥。

（大阪府：N.K.）

A6-4. 術者が手加減して，印象時に5〜7kgの範囲の圧力をかけて印象するという事は不可能です。義歯粘膜面に入れるクッション性のものも発売されておりますが口腔内で劣化し粘膜をいためます。したがって術者の主観で一定の圧力を掛けて印象採得する事や，クッション性のもので粘膜面の精密印象をするのは不可能に近いと言えます。

No.7　作業用模型の製作および削除・整形

Q7-1. 模型用プラスターはマイクロストーン (W.M.社) が良いということだが手に入りにくい。貴医院では何を使用しているか？また超硬石膏ではダメか？
(名古屋市：N.I., S.A.)

A7-1. 残念ながらマイクロストーン (W.M.社) は現在輸入されておりません。膨張の小さい精度の良いものをお使い下さい。
　当院では，ニュープラストーン (GC社)，ヒドロギプス (松風社)，ダイヤストーン (三菱社) 等を使用しています。

Q7-2. ①アキュートレーを使用した場合，石膏注入時にバイブレーターを使用してもよいのか？
②石膏を流した時点で，石膏面は上にするか，あるいは下か？
(小牧市：T.S.)

A7-2. ①真空攪拌した石膏泥をバイブレーターを使用して注入して下さい。
②石膏面は下にして下さい。

Q7-3. 模型を削合する場合，具体的にどの程度削るのか？症例によって違うと思うが，できれば平均的な数値を教示されたい。
(大阪市：S.N.)

A7-3. 模型の顎舌骨筋線の部分は削ってはいけません。この部分より後方・下方を削ります。深さは1〜1.5mm程度ですが平均的な数値は出せません。症例をこなす事と，当方の実技・実習を受けてご自分の目で納得して下さい。

Q7-4. 作業用模型の削除するエリア (ポストダム域スロートフォーム) は何mmか？
(?)

A7-4. ポストダムの形態は通常の大きさで幅5〜10mm，深さ1〜2mmです。

スロートフォームは後顎舌骨筋窩部の印象面の再現が術者により異なり，またアンダーカットの深さも症例によって違いますので一概に何mmとは言えません。

> **Q7-5.** ①スロートフォーム形態の模型の削合について教えてほしい。
> (長野県：T.H.)
> ②スロートフォームの削除量（深さ）は？
> (？：Y.I.)

A7-5. ①模型上に下顎臼歯舌側部の形態が上手に再現されていないことが多く，とくに顎堤吸収の著しい症例では，この部分の印象採得を正確にするのは非常に難しいと思われますが，この顎舌骨筋線の下後方の陥凹部である後顎舌骨筋窩の形態を印象面に写し取り，この部分へ義歯の舌側辺縁を延長してスロートフォーム形態を作り，下顎義歯の浮き上がり・飛び出しに対して拮抗させるのです。それがきちんと出ていないからといって，模型上にいくらスロートフォームの形態を削って作っても，その模型で製作した義歯をセットすると必ずDulを起こしてきます。

②定量的に何mmとは言えません。たくさんの症例にあたって経験をつんで下さい。

まず下顎臼歯舌側部をうまく印象採得しなければなりませんので，その方法から説明します。

下顎舌側のスロートフォーム形態を上手に再現するための印象採得のコツ

①その患者の顎堤アーチの形態，大きさに合った既製無歯顎トレーを2個用意し，トレーの臼歯舌側辺縁をユーティリティワックスでリリーフして，2回印象採得する。
②二つの印象面を比較して，悪い方を剥がし取り，再度印象採得後，前回のものと比べて良い方の印象面で個人トレー用模型を作る。
③出来上がった模型面をみて，左右の顎舌骨筋線下後方部が対称的に出ているかどうかを診査する。
④うまく印象面に出ていない部分は，耳掻きタイプのスクラッパーで臼歯舌側部を作成し，トレーが粘膜面に当たっていた所や骨突出部はパラフィンワックスでリリーフした後，個人トレーも2個作っておく。
⑤二つの個人トレーで印象採得した印象面を比較し，良い方を作業用模型に用いる。
⑥出来上がった作業用模型で，左右の臼歯舌側部が相似形（対称的）に再現されているかをみて，うまく出ていれば良いが，どちらかが不足している場合には，きれいに出ている側を参考にしてスタンプバーやスクラッパーで形成する。

⑦形成する前に顎舌骨筋線部を鉛筆で印記し，その線より下後方部を削除してスロートフォーム形態を付与する。印記した顎舌骨筋線部を削除すると痛みが出る。
⑧この作業用模型から製作した t.d. のスロートフォーム形態の義歯で，患者に「アッカンベー」をさせて，t.d. が浮き上がらないか診査し，舌運動で浮き上がらない所まで調整する。

ここまでやると，下顎の義歯が浮き上がりったり飛び出したりしない，スロートフォームが得られた事になります。

No.8　床の外形の決定と基礎床の製作

Q8-1.　上顎義歯床の後縁は基礎床で決まるのか？　　　　　　　　（？：T.A.）

A8-1.　上顎義歯の後縁の決定は，学生時代にはAh-lineと習ってきましたが，口腔内ではAh-lineがここだとはっきりした位置は分かりません。またD.T.もAh-lineが模型上でどこかを判定できません。そこで口蓋後縁の設定は，口蓋小窩の2～3mm後方としています。

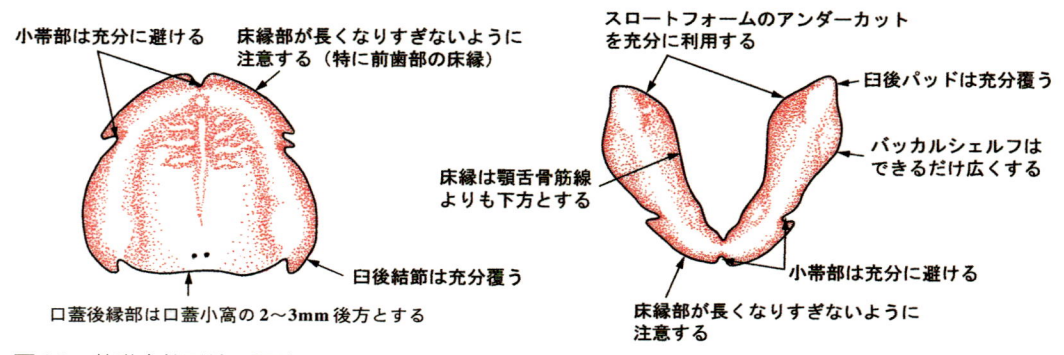

図38　基礎床外形線の設計

Q8-2.　基礎床の製作時，床縁部が長くなり過ぎないように注意するべきか？その長短の程度を教えて欲しい。床縁部から人工歯切端までの距離で平均値を求めるという事であるが，床縁の位置が長すぎても短すぎても良くないと思う。適正な長さを具体的に教示されたい。　　　（岡山県：A.N.）（生駒市：H.O.）

A8-2.　床縁が長すぎれば，口腔の運動をすると脱離し，痛みを訴えてきます。短かければ外れやすくなります(吸着が得られない)。

　最初の外形線の設定は，短いより長めに設定しておきます。T-Cを填入し口腔内に装着した時にきつく当たった所は，義歯のレジンの面が露出し，多くの場合DuIを起こしてきますのでその部分を削除します。

　床縁がT-Cで一層パッキングされている状態をデンチャースペースとし，そこから計測しております。

> **Q8-3.** 咬合床に使ったレジンの名称は？　　　　　　　　　　　　　（匿名）

A8-3. 基礎床（咬合床）の製作にはおもに次の2法があり，それぞれに使用するレジンの名称は下記のものです。
　①ふりかけ法：ハイドロ キャスト レジン XFS（ケーシーデンタル社）
　②圧接法：ベーシングレジン（山ハ歯材社）

> **Q8-4.** 基礎床も圧力釜で重合する理由は何か？（通常の常温重合レジンではダメなのか？）また基礎床の辺縁部の形態は？（コルベン状にするのか？）
> 　　　　　　　　　　　　　　　　　　　　　　　　　　　　　（岡山市：Y.H.）

A8-4. H-C P.の振りかけ用のレジンを使用して基礎床を製作する場合は，気泡を抜いてきれいに仕上げるために圧力釜に入れる必要があります。トレー用レジンを使用して，圧接法で基礎床を製作する場合は通法通りで結構です。基礎床辺縁部は約3mm前後の厚さでコルベン状に仕上げます。

> **Q8-5.** （基礎床の作製に重合器を使用していたが）このH-C P.装置（ハイドロキャストマシーンを指していると思われる）がない場合の基礎床の作製法は？
> 　　　　　　　　　　　　　　　　　　　　　　　　　　　　　（京都府：K.K.）

A8-5. 圧力釜（3kg／cm^{2}程度の圧力のかかるもの）であればどんなものでもよいです（例，GC：パーマポット等）。

> **Q8-6.** ①基礎床の材料として，他の一般的な即重レジンでは問題があるのか？また重合（加熱）の必要性はあるのか？　　　　　　　　（奈良市：K.A.）
> 　②基礎床は加圧なしの重合ではいけないか？　　　　　　　（小牧市：T.S.）
> 　③基礎床を作る時，気泡のない物にするにはH-Cマシン以外に方法（代用）はないか？　　　　　　　　　　　　　　　　　　　　　　（福山市：T.W.）

A8-6. 精度の良いものであればどんなレジンでもOKです（たとえば光重合タイプでも良い）。
　加熱重合をしなければならないかどうかは，そのレジンの使用説明書に従っ

て下さい。要するに気泡がなく，模型に出来るだけピッタリに仕上げる事がもっとも大事なのです。

〈注意〉基礎床のみを重合する時は，模型にピッタリ製作できるものであればよろしいのですが，基礎床の上に人工歯を排列したものを重合する時には (t.d.の製作)，"重合くん"でやって頂かなければ，せっかく基礎床を模型にピッタリ合わせても t.d. の適合がピタリと行かなくなります。

Q8-7. 顎舌骨筋線をどの程度覆うのか？ アンダーカットにピタッと入れるのか？ （大阪府：K.O.）

A8-7. 後顎舌骨筋窩の設定は，t.d.を入れて大きく口を開けたり，「アッカンベー」や上口唇を左右に大きくなめるように動かすなどの舌運動をさせたりして，義歯が外れない位置にします。義歯の着脱方向を考えて，利用できるアンダーカットは出来るだけ利用します。

Q8-8. 下顎舌側の粘膜の緊張が非常に強い患者がおり，従来の方法では舌側に床を延長するとDulを形成してくる。そのような場合（粘膜調整はともかく）床の外形についてはどう対処すべきか？ （広島県：H.Y.）

A8-8. 舌側の粘膜の緊張が非常に強いと言われておりますが，顎堤舌側口腔底移行部に術者の指をいれ，後顎舌骨筋窩のくぼみや深さを診査してみて下さい。随分深い事に気がつかれると思います。適合の良い個人トレーとコンパウンド等で，舌側移行部を上手に再現して床外形を決めて下さい。

No.9　カワラダ デンチャー システムで使用する人工歯

Q9-1. （人工歯は全部陶歯を使うという事だが）咬合採得に誤りがあった場合，調整は人工歯を床から外し再排列するのか，または咬頭を削去するのかどうか？　誤差があった場合調整困難ではないか？　また t.d. であればレジン歯でもよいのではないか？
(名古屋市：Y.M.)

A9-1. ご質問の通り咬合採得が正しくなかったと思われる時には，陶歯の歯頸部をバーナーの細い炎であぶり，床のレジンを軟らかくして，人工歯をはずして再排列します。この際に咬頭の削除はしません。t.d.を患者に使わせて，上顎臼歯の舌側咬頭が下顎臼歯の中央窩に当たるように，原則としては下顎臼歯の人工歯のみを削合し咬合調整を致します。ここで調整して得られた人工歯の噛み合わせを，最終完成義歯に移行させなければ意味がありません。

すなわち t.d. の人工歯をそのまま最終義歯に移行します。ですから今得られた咬合をずっと長く保存したい訳ですので，咬耗の著しいレジン歯は良くありません。筆者の経験では陶歯ですら良く噛んで頂いている義歯では4〜5年で見事に咬耗しております。しかも陶歯は常に破折の危険性を伴っていますので，当院ではピルキントンターナー30°の硬質レジン歯を使っております。

勿論，硬質レジンでも咬耗しますので，少しでもそれを防止するために上顎臼歯の舌側咬頭に白金加金(タイプⅣ)のブレードを，これに対合する下顎臼歯中央窩には金合金18Kのフォッサを付与しています。

Q9-2. 対合歯がクラウンの時や，天然歯の時も陶歯を使うのか？
(広島県：S.W.)

A9-2. そうしておりますがとくに貴金属のクラウンの場合は咬耗が激しくなりますので硬質レジンを選択された方が賢明だと思います。

Q9-3. 顎堤のない患者には0°の陶歯が良いという講習会を受けたことがある

が，30°では側方時に滑り過ぎないか？　　　　　　　　　　（一宮市：T.K.）

A9-3.　顎堤のない症例に0°の陶歯を使ってうまくゆきましたか？
　0°では咀嚼が上手くできないと思います。筆者も散々試してみましたが上手く行きませんでした。30°でLing.O.にして側方運動時に干渉しないように調整します。顎堤のプアーな症例にこそカワラダ デンチャー システムを試してみて下さい。

Q9-4.　最近，硬質レジン人工歯の性能が良くなってきているが，陶歯に代えてそれを使ってみるということは考えられるか？ もし使うとしたら現在のH-C P.でも可能か？　　　　　　　　　　（名古屋市：H.S.）

A9-4.　現在ではおもに硬質レジン歯を使っておりますが，よく噛める義歯ほど咬耗しますのでメタルブレードとフォッサを付与しております。

Q9-5.　陶歯使用によって食事時カチカチ音がして気になることはないか？ また硬質レジン歯を使ったのでは咀嚼能力に問題が起きるのか？
　　　　　　　　　　　　　　　　　　　　　　　　　　　　（愛知：H.K.）

A9-5.　その通りです。陶歯の人工歯を使用した場合，カチカチ音がするというのを大変気になさる患者さんも中にはおられます。また硬質レジン歯だから咀嚼能力が劣るというようなことはないと思います。
　しかし良く噛める義歯ほど咬耗が生じますので，せっかく適正に設定したバーティカルを一生涯下げない配慮が必要です。

Q9-6.　①咬合音がするのはバイトが高いためなのか？　　（名古屋市：H.S.）
　　②上下義歯を合わせると音がカチカチ鳴るという患者のクレームには，どのように対処すればよいか？　　（安城市：T.I.）（愛知県：K.I.）（？：T.K.）
　　　　　　　（広島県：S.W.）（名古屋市：H.S.）（神奈川県：T.D.）
　　③陶歯使用による咬合時の接触音についてどう考えるか？
　　　　　　　　　　　　　　　　　　　　　　　　　　　（横浜市：H.S.）

A9-6. 音の出る素材を使用しているためです。音が気になるかを t.d. 使用中に尋ねておく事が後々のトラブルを防ぎます。どうしても気になる人には，陶歯ではなく硬質レジンとし，上顎はブレード，下顎にはフォッサを打って下さい。

> **Q9-7.** 陶歯を使用する目的は
> ①t.dから人工歯を外し易いため？
> ②咬合高径を変えないため？
> ③Ling.O.にするためなのか？
> また臼歯部排列時に，調整弯曲をつけないのはなぜか？
> (咬合採得するためにつけないのか？またそのあと再排列を行うのかどうか？)
> (広島県：匿名)

A9-7. Ling.O.用のピルキントンターナー30°のものを使います。陶歯を使用するのは咬合高径を変えないためですが，現在は硬質レジン歯にメタルブレードとメタルフォッサを埋め込んでおります。

　また，Ling.O.の場合は調節彎曲をつけていません。

　調節彎曲をつけない方が，破砕効果が良くなると思いますが‥‥。したがって咬合採得の後，調節彎曲をつけるために再排列する事はありません。

> **Q9-8.** ①陶歯とレジン歯の使い分け方について，コーヌスの場合はレジン歯を使用しているようであるが，その理由は？　　(奈良県：M.O.)
> ②臼歯を陶歯にするか，レジン歯にするかの判定基準は何か？
> 　　　　　　　　　　　　　　　　　　　　　　　　　(？：H.A.)

A9-8. H-C P.ではピルキントンターナー30°陶歯を使用しております。

　しかし陶歯では破折する事がありましたので，同社(ツルーバイト社)の硬質レジン歯を使用し，上顎機能咬頭にメタルブレードを下顎中央窩にメタルフォッサを打ち込んでおります。コーヌスの場合も同様です。ただし当方の実技・実習セミナーでは，削りすぎないためにピルキントンターナー30°陶歯を使用しております。

Q9-9. （Ling.O.に排列する場合，適した人工歯の選択またその組み合わせが難しいと思う。）下顎も30°を使っているようであるが，もう少し咬頭傾斜の小さいものでも良いのでは‥‥？
また上顎の陶歯の頬側咬頭は削除してもよいのか？
(津市：Y.K.)

A9-9. このような，人工歯の咬頭傾斜に関する質問が多いのに驚いております。下顎に20°の人工歯を使用することが多いと言われておりますが，これは邪道です。20°を使用すると下顎が安定しにくいのです。上下顎とも30°を使って下さい。また日本では，臼歯の人工歯（ツルーバイト）は上下セットで発売されております。

Q9-10. 人工歯はレジン歯と陶歯とどちらの方をよく使うか？
(和歌山：匿名)

A9-10. H-C P.では陶歯を使用しております。また，カワラダ デンチャーシステムの実技・実習セミナーにおいても陶歯を使用します。その理由は咬合調整の実習には，陶歯の方が咬合調整しやすく，削りすぎないからです。

Q9-11. ①ピルキントンターナー人工歯（陶歯）を使う理由は？（Ling.O.を与えるならばコンデュロフォーム人工歯の方が良いのでは？）
(埼玉県：K.M.)(？：K.Y.)
②ゲルバー教授考案の，Ling.O.用の人工歯（コンデュロフォーム）が出ているが，この人工歯を使用することについてどう思うか？
(名古屋市：T.K.)(？：H.Y.)

A9-11. ①コンデュロフォームの上顎臼歯舌側機能咬頭の形態は，ピルキントンターナー30°に比べて丸く大きいのです。
　下顎臼歯の中央窩に，対合歯の上顎舌側機能咬頭が入った時の咀嚼サイクル内での上下の人工歯の当たりを見ると，その範囲がコンデュロフォームの方が広い範囲で当たるため，咬合調整する箇所（下顎臼歯中央窩の内斜面の干渉部）が判断しにくく，咬合の調整が難しいと思います。
②ピルキントンターナー30°の人工歯の方がLing.O.の咬合様式にしやすく，咬合調整もやりやすく，患者固有の中心位が導きやすいためです。

> **Q9-12.** すべてのケースで30°臼歯を使用するのか？また無咬頭人工歯についてはどう思うか？
> (名古屋市：T.K.)

A9-12. 原則としてすべてのケースに30°臼歯を使用します。またLing.O.の意義・目的から考えて，無咬頭人工歯ではまったく意味がない事をご理解下さい。

　ほとんどの無歯顎症例では，上顎より下顎のアーチが大きいため，無咬頭人工歯できちんと咬合させる事は非常に困難な上，たとえ噛み合ったとしても中心位を捉えるのはこれまた大変難しいのです。

> **Q9-13.** 既製のブレードティースは使用するのか？また陶歯の組み合わせについて上顎30°，下顎0°ではどうか？
> (？：K.Y.)

A9-13. 既製のブレードティースは使っていません。中心位が定まった時点で上顎にブレードを下顎にフォッサを植立しています。また上顎が30°，下顎が0°の組み合わせでは中心位が定まりにくいです。

> **Q9-14.** ①排列する臼歯がなぜ30°の陶歯でないといけないのか？(20°陶歯ではどうか？)
> (名古屋市：T.M.，M.K.)
> ②Ling.O.の場合，下顎に20°の人工歯を用いる事が多いが，30°の人工歯をなぜ使うのか？その利点は？
> (四日市市：Y.I.)

A9-14. この種の質問が度々出ているところから見ますと，先生方が人工歯の選択という基本的な項目に，はっきりとした解答をお持ちでなく大変悩んでおられるように推察いたします。

　さて20°の人工歯を使用される事が多いと言われておられますがそれは邪道です。20°では下顎が安定しにくいので，上下顎ともに30°を使ってください。また日本では上下セットで発売されております。もし30°以外の人工歯を使われてLing.O.を付与し咬合調整される場合に，30°より早く上手に出来上がるか，お試しになって下さい。

　どのメーカーのどの人工歯を使うのがより調整しやすいか，つねに吟味しながら臨床に当たって下さい(一体誰が上顎30°で下顎20°でも良い，と教えたのでしょうかネ‥‥？)。

Ling.O.の咬合様式を付与するのに，ピルキントンターナー30°の人工歯が最適なのです。陶歯でも硬質レジン歯でも構いません。

> **Q9-15.** 硬質レジン歯を使用した場合の撤去の方法は？
> 　　　　　　　　　　　　　　　　　　　　　　　　　　（名古屋市：S.Y.）

A9-14. 　フィッシャーバーや細めのスタンプバー等で人工歯基底近くの歯肉部を細く削って撤去します。

No.10 上顎前歯部の人工歯排列法および上顎臼歯部の人工歯排列位置

> **Q10-1.** ①前歯部排列の垂直的位置関係のところで，床辺縁部の設定の仕方が分かりにくい。　　　　　　　　　　　　　　　　（名古屋市：？）
> ②上顎陶歯排列の基準面はいかにして決定するか？　　（名古屋市：？）
> ③t.d.の上顎の排列について（とくに咬合平面の決定について）再度教示されたい。　　　　　　　　　　　　　　　　　　　　　（大阪府：Y.K.）

A10-1.　図示致しますので，標準となる数値をお分かり頂きたいと思います。

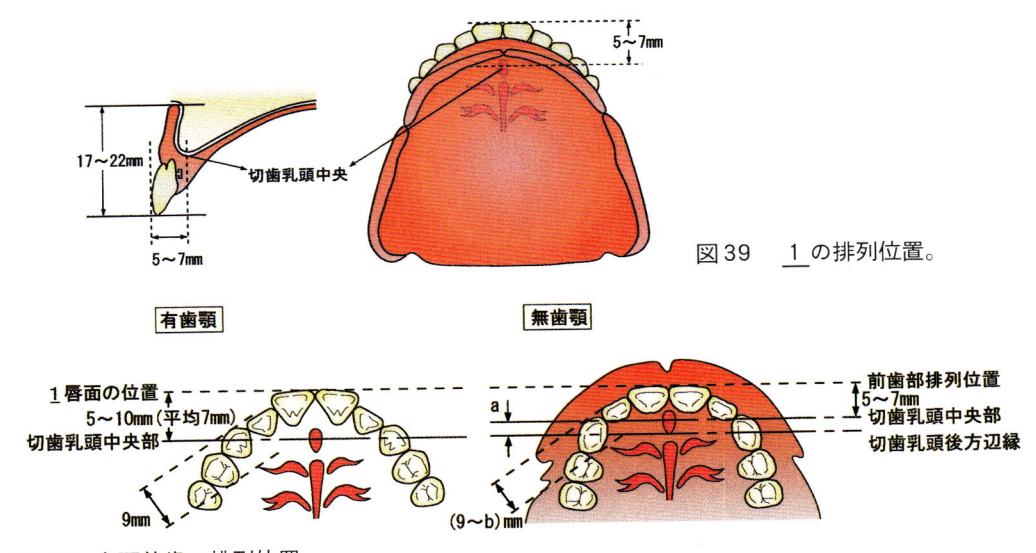

図39　1̲ の排列位置。

図40　上顎前歯の排列位置。
a：切歯乳頭の移動量
b：第1横口蓋皺襞遠心末端の移動量

> **Q10-2.**　人工歯仮排列の前に一度ロウ堤で 1̲↓1̲ の切縁，正中を確認した方がよいのでは？　　　　　　　　　　　　　　　　　　（岡山市：Y.H.）

A10-2.　上顎人工歯排列されたものを試適し，正中線，切縁の長さ等をチェックし，基礎床を入れ口蓋中央部を強く押さえて痛みがないかを診査して，痛みのある箇所はすべて削除します。少しでも痛みを感じたら患者は痛くない所を

探して噛みますので，正しい咬合は得られません。

　この時の上顎の人工歯排列は，咬合採得でより正確な咬合位を得るために基準値に並べただけのものです。この後 t.d. にしてから，ゆっくりと人工歯が患者にマッチしているか診査していきますので，この段階でそんなに神経質になる必要はありません。

Q10-3. 反対咬合症例の場合の，基礎床への人工歯排列法を教示されたい。
（大阪府：T.S.）

A10-3. 切端咬合気味で行っております（顎角の計測が必要となります）。

Q10-4. 上顎前歯部の人工歯排列位置について切歯乳頭から前方に 5〜7mm ということであるが，どういう方向に向かってか？また床縁から 17〜22mm ということだが，床縁は術者もしくは D.T. が任意に設定した位置なので，口腔内で口唇との関係から排列位置を変更するといったこともあるのか？
（大阪府：Y.K.）

A10-4. 前方というのはカンペル平面に平行の方向という事です。また床縁は術者が任意に設定するのではなく，印象採得して得られた歯肉唇移行部の部位です。口唇との関係から人工歯の位置を変えるということはあり得ます。
　上顎の解剖学的ランドマークを基準値として排列します（図41を参照）。

Q10-5. 前歯の仮排列の場合咬合させていないが，仮排列後いつ咬合させるのか？
（名古屋市：？）

A10-5. 上顎は全部仮排列し，下顎基礎の $\overline{2\uparrow2}$ 部にはスピーキング バーティカル ワックスを，$\overline{7\sim3}$, $\overline{3\sim7}$ 部にはレッド バイト ブロックを基礎床にしっかりと付着させて咬合採得します。

Q10-6. 上顎を仮排列した時，人工歯の位置がまずい場合は咬合採得前に修正するか？
（名古屋市：T.）

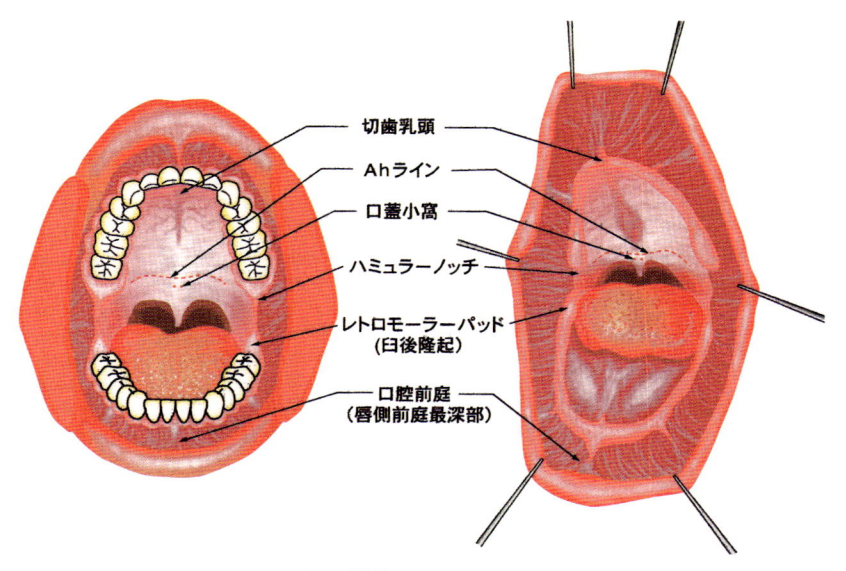

図41 人工歯排列に必要な解剖学的ランドマーク

切歯乳頭
Ahライン
口蓋小窩
ハミュラーノッチ
レトロモーラーパッド（臼後隆起）
口腔前庭（唇側前庭最深部）

A10-6. 咬合採得時には，ほとんど修正しておりません。咬合採得した後，下顎排列時に修正しております。

Q10-7. 上顎前歯部の再排列の可能性はあるか？ （東京都：A.K.）

A10-7. 咬合上の問題からだけでなく，前歯部は審美的な要求により，再排列の可能性は多々あります。t.d.を使いながら，患者本人はもちろんのこと，御家族やお友達の評価もクリアーしてもらって下さい。

Q10-8. 顎模型で正中線（ 1⊥1 の正中）を作っているようだが，実際の臨床では顔の正中（鼻中）と合わないことがある。合わない時はどちらをとるか？
（石川県：S.N.）

A10-8. 合わない時は患者が希望する所にしています。どこでも良いという患者には術者が決めます。

Q10-9. 人工歯排列基準が変わったのではないか？以前は 7 :2.0mm, 6 :

1.5mm，5 0.5mm，4 :0mmとなっていたのだが。　　　　　　　　　（名張市：S.S.）

A10-9. 変わってはおりません。上顎臼歯の排列法（図42参照）。

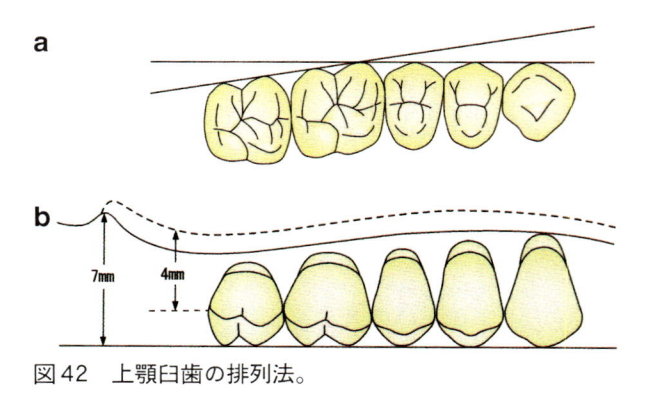

a．咬合面観。咬合面からみて3，4，5の頬側面と6の近心頬側面が一直線になるように，また6，7の頬側面が一直線になるように排列する。

b．矢状面観。矢状面からみて，前歯の切端，犬歯の尖頭，臼歯の舌側咬頭が一平面上に並ぶように排列する。また頬側咬頭は同平面上から4：1.0mm，5：1.5mm，6：2.0mm，7：2.5mm離開するように並べる。7の高さ（位置）は上顎結節頂から7咬合面辺縁隆線の延長線上までの垂直的距離が約4mm，あるいはハミュラーノッチから咬合面までの垂直的距離が約7mmとなる。

図42　上顎臼歯の排列法。

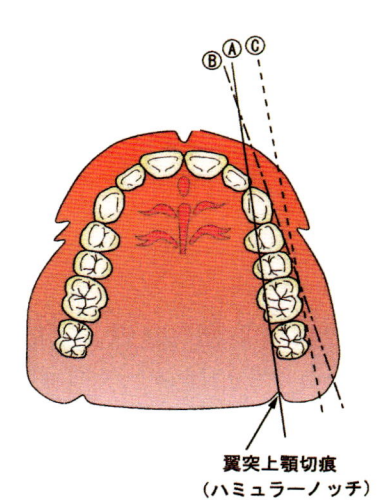

図43　上顎臼歯の排列位置。
　咬合面からみて3の近心隅角と翼突上顎切痕（ハミュラーノッチ）を結び，その線に臼歯舌側面が位置するように排列する（Ⓐ）。
　3，4，5の頬側面と6の近心頬側面が一直線Ⓑになるように，また6，7の頬側面が一直線Ⓒになるように排列する。

翼突上顎切痕（ハミュラーノッチ）

Q10-10. 上顎臼歯部の排列の場合，上下顎の歯列弓が大きく違う時には，どの位まで上顎の歯列を頬側に出せるのか？　　　　　　　　（兵庫県：M.O.）

A10-10. デンタルアーチに準じた歯列弓にしている限り，上顎が少々大きく頬側寄りになっても心配ありません。ただし下顎の歯槽頂を優先して排列した時に，両臼歯の並び具合が後方拡がりとなった場合には（T-C填入後，3日位から義歯が口腔内でピッチングしてくる）うまく行きませんので，下顎臼歯を歯槽頂より舌側寄りに排列し，正常なデンタルアーチのカーブに合わせて下さい。

Q10-11. 上顎基礎床の人工歯排列時，とくに臼歯部の咬合平面は下顎の歯槽頂を基準とするとのことであったが，上顎に比べ下顎の顎堤が大きいアーチになる場合，上顎基礎床の臼歯部の排列をどう考慮すべきか？

(名古屋市：Y.I.)

A10-11. A2-1.の①（P.22）で示したようなデンタルアーチを利用して頂き，下顎のアーチが後方広がりにならない範囲で排列しております。

Q10-12. 上顎顎堤が内側に，下顎が外側に向かって吸収している難症例の場合にも，比較的顎堤のしっかりした症例にも，同じLing.O.を付与しているが，どの症例にもLing.O.は適するのか？

(大阪府：H.T.)

A10-12. ほとんどの症例が上顎のアーチが小さく下顎が大きいようです。
　このような顎堤形態には，Ling.O.の咬合様式がもっとも有利です。すべての症例をLing.O.にしております。咬合様式の特徴（No.13）を読んでご理解下さい。

Q10-13. 今までに顎位が違っていて人工歯を再排列するケースがほとんどだった。中には（顎関節症だったのか）4～5度も再排列したケースもある。それで現在すべてのケースに最初のt.d.の時点で下顎臼歯部にブロックを作って1～22週間（その間に粘膜調整をして）使用させ，シャイニングスポットができた時点で臼歯の排列をすることで，再度やり直すこともなく良いように思うが意見を乞いたい。

(名古屋市：K.K.)

A10-13. 顎位が違うと判断される原因には，床が動いている事が多いようです。初めに上顎の吸着と下顎の辺縁封鎖を行って下さい。
　これまでは上下の義歯床がフラフラして咬合が定まらないのは，顎関節に異常があるからだと考えておりましたが，多くの場合，『床辺縁が獲得されてないために床が動いて顎位が定まらないのを，顎関節の異常と誤って判断を下していた事がほとんどであった』というのに気がつきました。
　ですから顎関節の異常を疑う前に，まず床の安定を図る努力をして下さい。その方法はこの本の随所に書いてありますのでご参照ください。また文献4，5をお読み下さると，一層理解が深まると思います。

> **Q10-14.** 咬合平面とフランクフルト平面との角度をどれくらいにしているか？
> （広島県：Y.）

A10-14. はじめからフランクフルト平面はまったく気にしておりません。上顎 t.d. の T-コン中，後方部が分厚くなってリライニングを繰り返せば，フランクフルト平面に近寄ってくるので，カンペル平面との関係を再診査する必要があります。障害が出てきたらカンペル平面に近付けるよう再排列しなければならない事もあります。

> **Q10-15.** 下顎前突症例の場合の，上顎前歯排列の基準およびキーポイントを教示されたい。
> （名古屋市：S.）

A10-15. 有歯顎時に完全な class Ⅲ（下顎前突症例）であると確認した患者を，本テクニックの総義歯で新調したケースは経験しておりません。多分有歯顎時 class Ⅲ であったであろうと推測される症例には，正常咬合より切端咬合気味の咬合関係を付与してうまくいっております。

> **Q10-16.** 人工歯排列は上下顎どちらを基準にするのか？（咬合調整時，下顎のみを調整するのであれば排列の基準は上顎にあることになるが，本システムの排列では下顎臼歯の排列範囲を定め，基準にしてあるのではないか？）
> （名古屋市：T.M.）

A10-16. Ling.O. の人工歯排列に必要な解剖学的ランドマークは次の通りです（P.75, 図 41 参照）。
　上顎：①切歯乳頭（中央）
　　　　②口蓋縫線
　　　　③上唇小帯・頬小帯
　　　　④ハミュラーノッチ
　　　　⑤口蓋小窩
　下顎：①下顎切歯歯肉唇移行部
　　　　②舌小帯・下唇小帯・頬小帯
　　　　③顎堤歯槽頂
　　　　④臼後パッド

上顎の①〜⑤のランドマークを基準として，上顎人工歯の位置を平均値で仮排列したロウ義歯と，下顎ロウ堤で咬合採得します。上顎の平均値での仮排列は，あくまで咬合採得のためと上顎前歯の審美的位置関係をチェックするためのもので，咬合器装着後，上下顎の模型上のランドマークと平均値での人工歯の位置を参考に，上下の顎堤の対向関係を考慮して相対的に人工歯の排列位置を決めているのです。ですからご質問のように最初に上下どちらかを基準として人工歯排列している訳ではありません。
　患者にt.d.を装着した後の咬合調整を下顎人工歯のみで行うのは，上顎臼歯の舌側咬頭を下顎臼歯の中央窩に一点接触させるのにこの方法がもっとも迅速で確実に出来るからです。

No.11 咬合採得法と適正な義歯の咬合高径について

カワラダ デンチャー システムにおける咬合採得
―技工士もチェックマンになろう―

　歯科診療(室)所から送られてきた作業用模型や咬合採得物が不鮮明であったり，咬合高径や中心位に狂いがあるのではと疑わしく思っても，技工サイドでは大概は妥協して(見て見ぬふり，または目をつむって)不安を抱きながらも次の操作，すなわち咬合器にマウント後，人工歯の排列をしていくのが歯科技工の現状でありましょう。

　このような時，もし法的に許されるなら自分自身で印象採得・咬合採得をさせてもらえれば，もっと優秀な技工物が出来るのにと考えておられる技工士の方々がかなりいらっしゃると思います。従って義歯製作の各段階で歯科医師・技工士・衛生士が互いにチェックしあって，三者が納得した上で前へ進めるという方法をとれば，それぞれに責任を持って仕事に当たるようになるでしょうし研究熱心にもなり，より良い歯科医療を提供出来るものと確信しております。

　21世紀の歯科医療を発展させるためには，歯科医師を中心にして歯科技工士・歯科衛生士が各分野から患者にとって最善の歯科医療は何であるかを，対等の立場で意見を出し合って協力していく事であると考えているのは，筆者だけでしょうか？

> **Q11-1.** 基礎床製作と同時に上顎人工歯排列をせずに，それまでに来院させ，あらかじめ咬合平面を決定しておいた方が，間違いなく確実であると思われるがどうか？
> (奈良県：I.A.)

A11-1. 従来法の上顎のワックス面と下顎のワックス面とでバイトさせる方法(図44の左)では，前噛みしたり，ワックスの面同士が滑って，ズレが生じたりする事が多かったので，滑って前噛みするのを防ぐために，上顎人工歯を平均値内で仮排列したロウ義歯と下顎ロウ堤とで咬合採得します(図44の左)。あらかじめ上顎を仮排列しておくのは，より確実に咬合採得をするためなのです。咬合採得後，咬合平面の修正が必要ならば下顎人工歯排列時に修正します。

Q11-2. 咬合採得の際，既に基礎床の床縁はかなり大きく，とくに下顎臼歯部舌側のスロートフォームにまで作られていると，咬合採得時に基礎床が浮き上がってきたり患者が疼痛を訴えたりして，床縁を相当削合しなければならないということはないか？

(愛知県：M.K.)

A11-2. 咬合採得の際には基礎床を入れて
 ① 上顎基礎床の口蓋中央部に指で圧をかけて，押さえてまったく痛くないこと。
 ② 上顎基礎床が落ちないこと。‥‥落ちる時には義歯安定剤を使用（義歯安定剤はこの時に使うもので，義歯を作り上げてから患者に使われるのは，歯医者の腕が悪い事の証明！）
 ③ 下顎基礎床の小臼歯部に圧をかけて押さえても，まったく痛くないこと。
 ④ 下顎基礎床が浮き上がらないこと。
等をクリアーしておき，基礎床で噛みしめても痛くないようにフィットテストで当たりを（数回）削除してから，咬合採得を行って下さい。

Q11-3. 上顎の咬合平面を従来通りロウ堤で口腔内で試適して決定しておいた方が，あとで再咬合採得・再排列のリスクが少なくなるのではないか？

(福山市：A.K.)

A11-3. ロウ堤同士のほうが，ロウ堤が滑って『前方噛み』する恐れがあります。これを防止するために，はじめから基準値で上顎に人工歯を排列しておくのです。皆様は従来法の一発で排列を決めて，それが完成義歯になってしまうというようにお考えなので，ご質問のようなご心配をされるのでしょうが，一回の人工歯排列で，その患者の真に正しい咬合位を捉えることが出来る例はほとんどありません。まず出来るだけ適正そうな位置を咬合採得するための工夫をした結果が本システムの手法であると理解して下さい。
　図44は従来法と本システムの咬合採得の相違を図示したものです。

　―義歯の咬合高径が平均値内にあるかをチェックする―
　本システムにおける咬合採得は，従来法のように上下咬合堤のワックス面同士を噛ませる方法（図44左）ではなく，上顎基礎床には有歯顎での歯牙の生理・解剖学的ランドマークを活かし，人工歯の位置を平均値内に排列したロウ義歯と，下顎咬合堤を噛ませて下顎位を採得するやり方（図44右）であります。

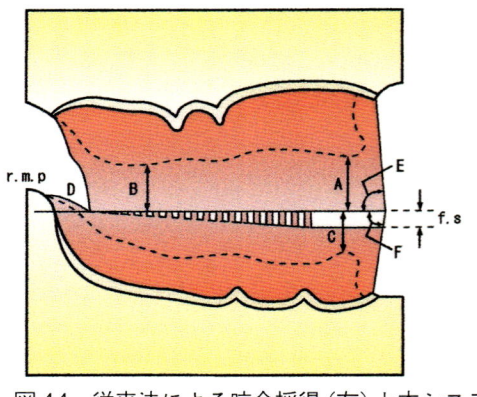

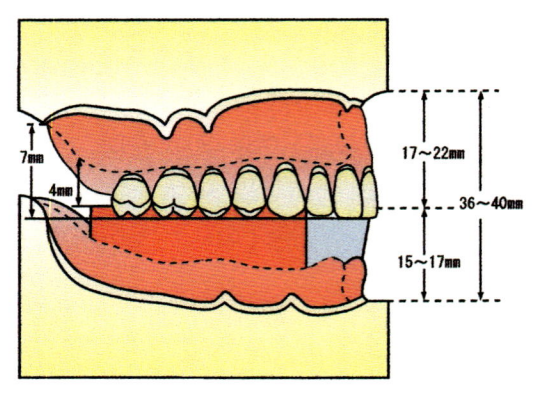

図44 従来法による咬合採得(左)と本システムによる咬合採得(右)。
左図　A：10〜12mm　　　　　　右図　o.b：2.0〜2.5mm
　　　B：7,10mm　　　　　　　　　　o.j：約4.0mm前後
　　　C：10mm
　　　D：r.m.p.前縁1/2〜2/3
　　　E：80〜85°
　　　F：80°

　具体的に言えば，仮に平均値内に人工歯排列した上顎基礎床と，切歯($\overline{2\!+\!2}$)部にスピーキング バーティカル ワックスを立てた下顎基礎床とで発音法により下顎前歯部の高さを決めた後，臼歯部にレッド バイト ワックスを溶着して，中心位で噛むよう誘導し下顎位を決めるものです。
　本システムで用いるワックスは，パラフィンワックスより少し軟らかめで，下顎臼歯部に溶着したワックスには仮排列した上顎の人工歯咬合面の圧痕を印記させます。
　下顎咬合堤を口腔内から取り出し，臼歯部ワックスに上顎の左右8臼歯の人工歯咬合面の圧痕が，きれいに印記されているかをチェックします。
　次に上下基礎床をかみ合わせた状態で掌にのせ，咬合状態と咬合高径をチェックします。この時上下基礎床を作業用模型に付けたまま咬合させて持ち上げると，ワックスが軟らかいので変形し咬合高径が狂う恐れがあるので，上下基礎床のみを掌に乗せて次のⓐ，ⓑ，ⓒの事項をチェックします。
　ⓐ上下中切歯部の上顎床辺縁から下顎床辺縁までの距離。
　　平均値内の36〜40mm（男性：37,38〜40mm，女性：36〜38,39mm）の範囲にあるか？
　ⓑ上下基礎床後方部の間隙：2mm以上あるか？
　　上顎結節を覆う基礎床と下顎臼後パッドを覆う基礎床との間に2mm以上の間隙があるか？
　　2mm以下の時はバイトが低すぎると考えられ，そのまま低い位置でt.d.を

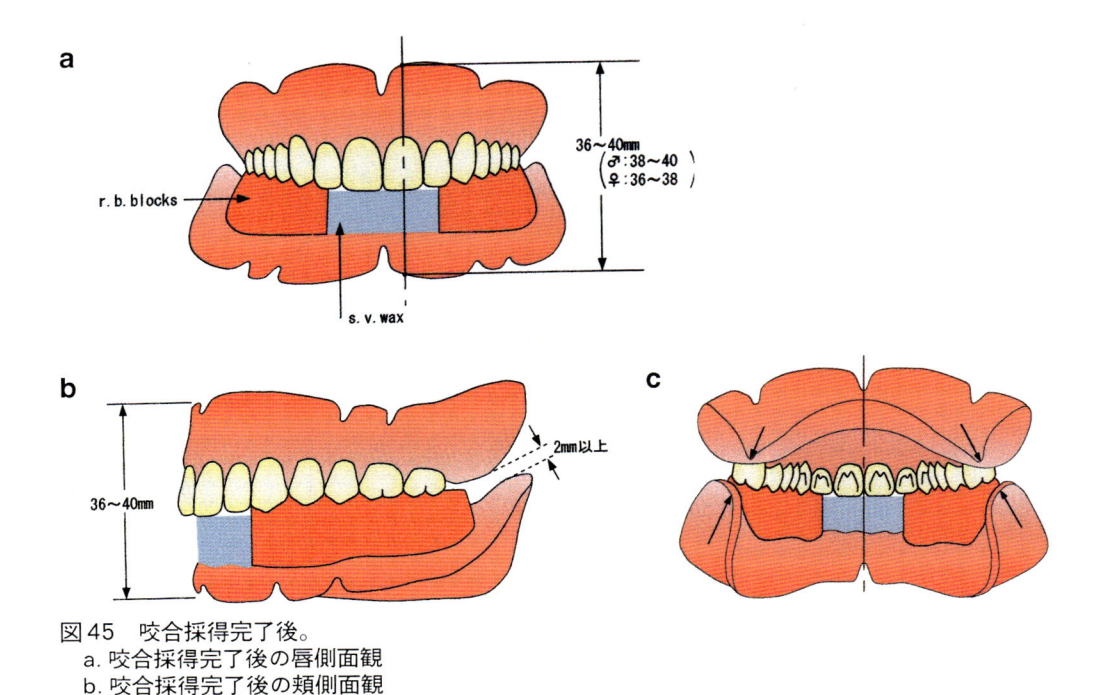

a

r.b.blocks

s.v.wax

36～40mm
(♂:38～40)
(♀:36～38)

b

36～40mm

2mm以上

c

図45　咬合採得完了後。
　a. 咬合採得完了後の唇側面観
　b. 咬合採得完了後の頬側面観
　c. 咬合採得完了後の舌側面観

　製作して治療していくと，そこに頬粘膜を挟み込んでほっぺたを噛むというクレームがついたり，前方・側方運動時に該当部位がぶつかって義歯を脱離させたりして，患者が満足する義歯を完成する事が出来ない。
©ハミュラーノッチと臼後パッドの相対的位置関係。
　上顎ロウ義歯と下顎咬合堤をバイトさせた状態で舌側(後方)方向からみて，ハミュラーノッチと臼後パッドを診査し，左右の相対的位置にズレがないか確かめる。

> **Q11-4.**　咬合採得した後で下顎排列をする時に，咬合高径が低すぎて排列できないようなことはないのか？前歯部は患者の希望によって，切端を前突させたり被蓋をしなくしたりした場合，前歯と臼歯の間にズレは出ないのか？その時の排列方法は？
> 　　　　　　　　　　　　　　　　　　　　　　　　　　　（寝屋川：K.T.）

A11-4.　咬合採得時に，1～1̄の床辺縁までの距離が，36～40mmの範囲にあるのであれば排列には問題ありません。
　前歯を前突ぎみにする際に，下顎前歯切端を口腔前庭唇側部の最深部より唇側に出して排列しますと，開口時に口輪筋の緊張で下顎義歯が外れ浮き上がる

Q11-5. 咬合採得時，S発音による咬合高径決定においての上顎との隙間と，臼歯部にバイトワックスで決めた咬合時の前歯部ワックスの隙間が変わってないように見えるが，これでは咬合高径が高くなっているのではなかろうか？
(神戸市：T.A.)

A11-5. 適正な咬合高径を考えてみて下さい。
　筆者は適正な咬合高径は $\underline{1}\sim\overline{1}$ の床辺縁までの距離が，36～40mm内にあれば合格と決めております。前歯では咬合の目安をみているだけですので，多くの場合臼歯部の方が高くなると思います。あくまで臼歯部での高さが優先されます。

Q11-6. 咬合採得の際，床安定のための義歯安定剤は粉末のものでないといけないか？
(名古屋市：Y.M.)

A11-6. 吸着のでる安定剤なら何でも良いです。でも出来上がった義歯に安定剤を使用されたら最大の屈辱です。

Q11-7. 咬合採得時，義歯安定剤で裏装するそうだが，採得後うまく模型に戻るか？　戻らなければどのようにすればよいか？
(寝屋川市：K.T.)

A11-7. 安定の悪い基礎床の場合は，基礎床内面にシリコーン印象材のアドヒーシブを塗布してから，シリコーンレギュラータイプで床下粘膜の印象を採得し，その義歯の辺縁をトリミング後，咬合採得を行います。その内面に硬石膏を流しそれを作業用模型としています。

Q11-8. 咬合採得時に，基礎床と粘膜面を安定させる目的で用いられる薬剤名は？
(？：A.)

A11-8. 義歯安定剤を使用しております。歯科材料店で扱うものも，市販の

ものもいろいろあります。材料店に尋ねられたり，直接お店で買われたりして使いやすいものを探してください。

Q11-9. 咬合採得時，顔面計測，S発音，安静位などから得られた結果が満足できるものであっても，義歯の上下床後縁が当たるようなことはないか？（基礎床も少し厚みがあるので）　　　　　　　　　　　　　　　　（高槻市：Y.Y.）

A11-9. t.d.の上下床部が当たらない高さになるように採得しております。発音によって決めた前歯の高さを参考にして，臼歯のレッド バイト ブロックで得られた高さが基本となりますが，臼後パッドと上顎結節を包んだ基礎床との隙間は2mm以上必要としますから，後方床縁部が当たらない高さを優先してt.d.を製作しております。

Q11-10. S発音での咬合採得時，クラーク氏は噛みしめる位置での事だったと思うが，どうか？　　　　　　　　　　　　　　　　　　　　（名張市：S.S.）

A11-10. S発音の高さと，噛みしめる位置とは高さが違います。S発音の方は無咬合時で約1～2mm程高い位置となります。

Q11-11. 中心位の採得はどのようにするのか？（ビデオにて）術者が立位にて，患者ができる限り下顎を後退させるようにして，S発音させる‥‥というのでよいのか？　　　　　　　　　　　　　　　　　　　　　　　　（京都府：K.K.）

A11-11. S発音は前方群の高さの決定に使う方法です。下顎を後退させるように噛み合わさせるのは臼歯部の高さを決めるためです。はじめに前歯部の高さを採得してその高さに調節したレッド バイト ブロックで臼歯部の高さ・位置を採得するのです。前方群と臼歯群を分けて考えて下さい。

Q11-12. 咬合採得における垂直的位置関係の決定で，発音法を選択した理由は？また水平的関係の決定は，『奥で噛むようにして』だけでよいのか？
　　　　　　　　　　　　　　　　　　　　　　　　　　　　　　（岡山市：Y.H.）

A11-12. 　下顎基礎床の切歯（2̄|2̄）部にスピーキング バーティカル ワックスを立て，発音法により下顎前歯部の高さを決め（参考に）たのち，臼歯部基礎床にレッド バイト ブロックを溶着して中心位で噛むように誘導（奥で噛むようにとか，奥の方から噛むようにするのは前噛みを防ぐため）し，咬合高径を決定します。奥で噛むようにするのは咬合高径の決定のみで，水平的関係の決定ではありません。

> **Q11-13.** 　咬合採得時，サ行の発音で高さを決定する方法が理解できないが‥‥。
> （大阪府：H.A.）

A11-13. 　咬合高径を決定する方法の中の一つに，発音による高さの求め方があります。『Six』の『si』を発音する時，有歯顎では上顎切端と下顎切端との間隔が1.5～2.0mmであるとされています。無歯顎では上顎は仮排列したロウ義歯，下顎 2̄|2̄ にはスピーキング バーティカル ワックスを立て，『si』の発音によりその高さを決めているのです。

> **Q11-14.** 　最近経験した症例であるが，通法によりスピーキング バーティカル ワックス，レッド バイト ブロックにより咬合採得終了後，これでよいと判断し臼歯部の上顎結節部と臼後三角部をみたところ，上下の床後縁部が接してしまった。この場合バイトをそれ以上に上げないと，その接している部分に2mm以上の隙間はできないと思うが，そうする事によりサ行の発音障害を招いてしまった。この場合の解決策は？
> （？：A.）

A11-14. 　これまでの質問でもお答えしているように，臼後部の上下の間隔が2mm以上ないと成功しませんので，こちらの高さを優先して，バイトを挙上した状態でt.d.を使っていただき，発音に障害がある時には，口蓋部の基礎床研磨部にレジンを盛ったり（S隆起をつける），削ったりして発音に障害が出ないようにしております。

> **Q11-15.** 　上下床後縁部の隙間が約2mmないと，具合が悪いという事であるが，実際にはない場合もあると思う。こんな時には上顎を削るのか？
> （名古屋市：N.U.）

A11-15. 約2mm以上ないと安定して良く噛める義歯を完成させるのは困難である思います。その理由としては，上下の最後臼歯後方の床同士が前方運動の際に当たって，上顎の義歯を脱落させ，また咀嚼時に床と床で頬粘膜を挟んでしまうからです。ですからもし義歯床の上顎結節と下顎の最後臼歯後方との隙間が2mm以下の時は，その距離が2mm以上になるよう人工歯の咬合を挙上しておかねば成功しないと思います。

さらに追加しておきますと，旧義歯より咬合高径を大きくしても(筆者の経験では，数mm挙上しても，顎関節に異常をきたした例はなく，逆に咬合をあげると力を入れてしっかり噛めるようになったと言われる)顎関節への悪影響は考えなくて良いでしょう。

Q11-16. 咬合採得の再確認の時，上下床後縁のスペースが2mm以下の場合はどうするか？　　　　　　　　　　　　　　　　　　　　(堺市：M.Y.)

A11-16. 高くなるように(2mm以上になるように)再咬合採得します。

Q11-17. 咬合高径の低い患者の場合，上顎結節，下顎臼後三角部は当たってこないのか？
またこの場合には，床を調節するのが良いのか，高径を上げた方が良いのか？　　　　　　　　　　　　　　　　　　　　(名古屋市：T.M.)

A11-17. 咬合挙上しなければなりません。上下の基礎床が上顎結節と下顎臼後パッドを覆っていて，なおかつ2mm以上の間隔が必要です。

Q11-18. 初診時および，t.d.終了時の顎位(顆頭の位置)の診断はどのように調べているのか？　　　　　　　　　　　　　　　　　(埼玉県：K.M.)

A11-18. t.d.で痛くなく良く噛める位置を顎位としております。
その時の顆頭の位置をとくに気にした事はありません。

Q11-19. レッド バイト ブロックを使用して咬合採得する時に『上顎前歯

を前へ，下顎を後ろへ奥からゆっくり』と咬ませるが，これとタッピング時の位置は同一にはならないと思う。ビデオでは両方の運動をさせていたが，同じ位置に圧痕がのこったのか？

(春日井市：S.K.)

A11-19. 噛む位置が同じ場合と，違う場合があります。違う場合は，後方の位置で自然に噛んで力の入る所で採得しています。

Q11-20. 咬合採得時患者自身に噛ませるだけで，ほとんど問題はないのか？また初回のみの咬合採得の咬合で機能印象し，完成まで行ったらうまく行かないのか？

(？：U.)

A11-20. 咬合採得してt.d.を製作し，T-Cをパッキングしたt.d.を使わせて咬合に狂いが生じれば，再咬合採得・再排列となります。症例の数をこなせば狂いが生じることも少なくなりますが，最初のうちは咬合採得，排列のやり直しも珍しくないと思います。そういう経験が技術を向上させて行くのです。

初回のみの咬合採得の咬合で機能印象し，そのまま完成したとしても，患者がその義歯で満足してくれるかどうかまったく分かりません。もしダメな場合，また始めからやり直しですから，従来法のやり方と余り変わりありません。本システムは正しい咬合位をt.d.を実生活で使わせながら，継続的に改善させて治療していくところが，根本的・本質的に従来の方法と違っているのです。

Q11-21. 咬合採得時，基礎床後縁部が接触する場合はスピーキング バーティカル ワックスを高くするのか？

(匿名)

A11-21. ご意見の通りです。

Q11-22. t.d.が不安定で『どこで咬んでよいか分からない』との訴えに対し，『前噛みではないか』の指摘があったため，後方で再々度咬合採得を行い，安定したが『高い』との訴えが残った。(接触する時)臼歯部で2〜3mm以上のスペースは必要か？

(和歌山県：N.Y.)

A11-22. $\underline{1}$〜$\overline{1}$の床縁間の距離は，平均値内の36〜40mm値にありますで

しょうか。この範囲内であれば高すぎるという事はありません。患者が訴える『高い』という意味が，上下が安定して噛み合わないという事だと思います。義歯の辺縁封鎖と咬合調整をする必要があります。臼後パッドと上顎結節の基礎床の間隙は 2mm 以上のスペースが必要です。その理由はすでに何度も申し上げておりますので熟読して下さい。

Q11-23. 旧義歯の高径が，低いと思われる場合は多くありますか？ その場合，最初の t.d. で何 mm まで上げることが可能と思われますか？

（名古屋市：？）

A11-23. 旧義歯の咬合高径は，ほとんどの場合低いと思います。筆者はこれまで旧義歯より高径の低い義歯を作った経験がありません。大概の症例では，3〜5mm の咬合挙上をしております。これぐらい上げて $\underline{1}$〜$\overline{1}$ の床辺縁間が 36〜40mm になるようにします。

適正な無歯顎の咬合高径とは？

　筆者が府・県の歯科医師会，あるいはその支部，また各スタディクラブにお招きを頂いた時，聴講者の先生方に『義歯の咬合高径をどのように決められておられますか？』とか『患者さんが現在使用中の義歯を診て，この義歯は低いとか，高いとか，ちょうど良いとかの判断をどのようになさっておられますか？』とお尋ねする事がよくあります。

　その答えとして，ほとんどの先生は，①患者の顔貌から‥‥，②義歯を入れた顔貌を見て，その高さを参考にする‥‥と言うようなのが多いようです。もし②の場合なら，義歯を取り出してきちんと評価し，その結果その義歯が高いとか低いとか，何 mm 位が適正な値であるとかの記載がなければならないのですが，残念ながら文献にも，具体的数値は出て参りません。

これまでの無歯顎患者の咬合の記録法において，上下的（垂直的）顎間関係の決定法として

A. 形態学的方法
　1. 抜歯前の記録を利用
　　1) 正面・側面の顔貌写真
　　2) スタディモデル
　　3) 頭部 X 線規格写真
　2. 顔面計測法の利用 (Willis 法)
　3. 顎堤の対向関係の計測値の利用
　　1) 顎堤の近遠心的経過
　　2) 切歯乳頭から下顎正中部歯槽頂までの距離
　　3) 臼後パッドからハミュラーノッチまでの距離

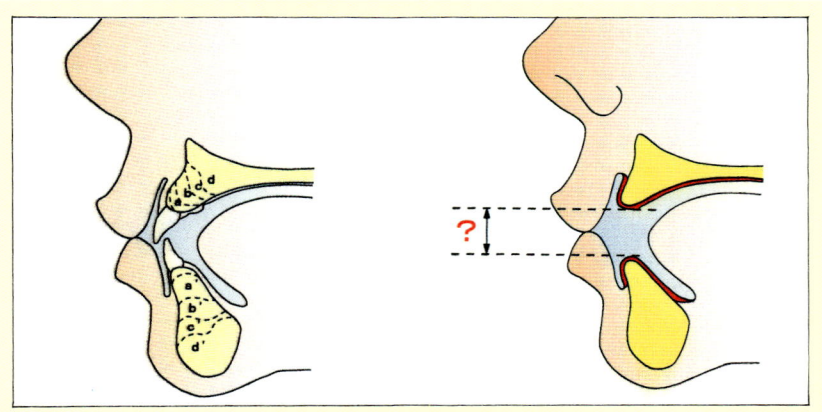

図46 歯の喪失後の骨の吸収過程（左）と無歯顎の咬合高径をどのように決めるか（右）。

右図は歯の喪失後の骨の吸収過程を示しています。

左図のように無歯顎になった時，その基準となる点をどこにおくかが問題です。歯槽頂間では当然変化し続けます。無歯顎患者の咬合記録法においてはA. 形態学的方法，B. 生理学的方法の方法が挙げられます。

顎・顔面皮膚上のある点を基準とする事が多いようですが，総義歯の咬合高径を決定するにあたり，比較的変動の少ない $\underline{1} \sim \overline{1}$ の歯肉唇移行部間を基準値とするのが確実性があります。

B. 生理学的方法
1. 下顎安静位の利用 (Niswonger法)
2. 嚥下運動の利用 (Sanahan法)
3. 咬合力の測定 (Boos法)
4. 発音機能の利用 (Silverman法・Pound法)
5. 筋電図の利用 (Hickey法)

というような記述がなされておりますが，これで果たして無歯顎の咬合高径をどのように決めたら良いか，お分かりになられましたか？

《総義歯の適正な咬合高径とは》
『$\underline{1} \sim \overline{1}$ の床辺縁から床辺縁までの距離が，36～40mmの範囲にある事です。』
余程の例外ではない限り，男性では，37, 38, 39, 40mm,
　　　　　　　　　　　　女性では，36, 37, 38, 39mmとなります。
ただしこの範囲内で，上顎結節と口蓋小窩を含んでいる事，下顎義歯は臼後パッドを覆っており，なおかつ上顎結節と下顎臼後パッドを覆っている基礎床の間に，2mm以上の間隙がなければならないという事です。

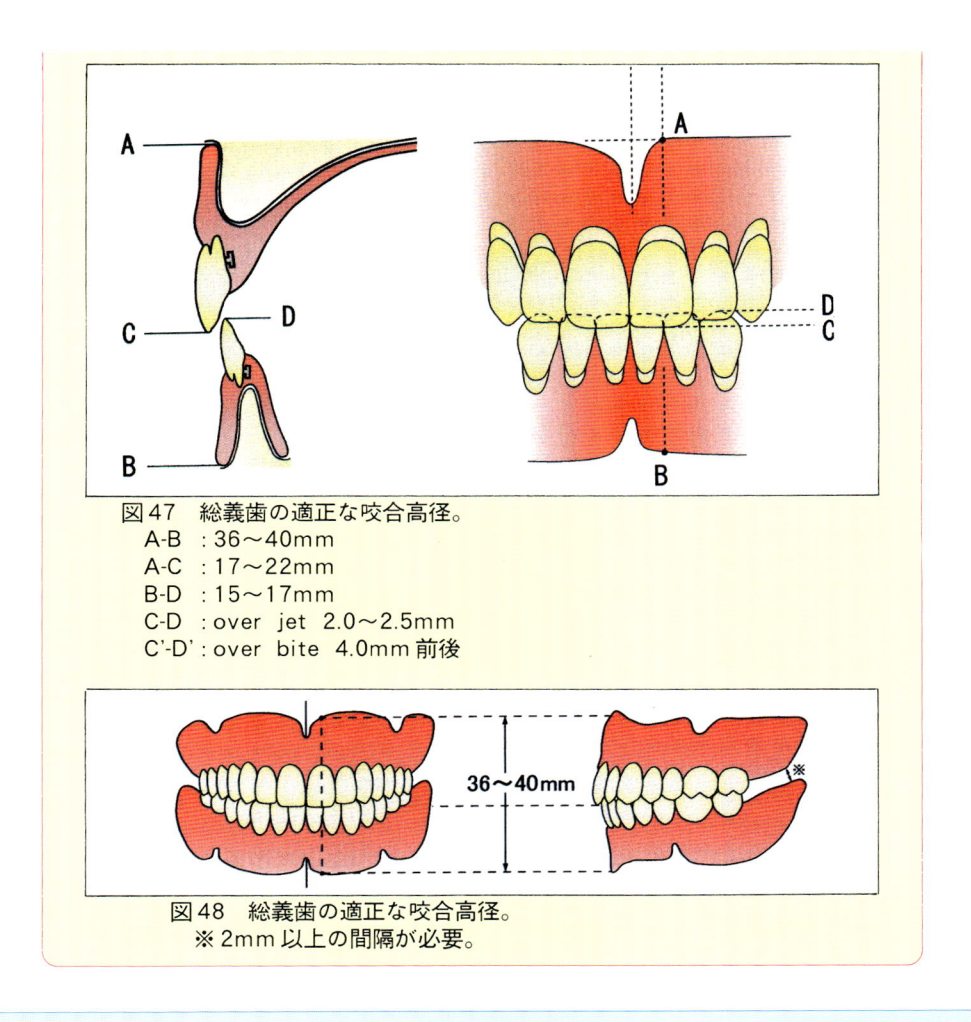

図47　総義歯の適正な咬合高径。
A-B ：36～40mm
A-C ：17～22mm
B-D ：15～17mm
C-D ：over jet 2.0～2.5mm
C'-D'：over bite 4.0mm前後

図48　総義歯の適正な咬合高径。
※2mm以上の間隔が必要。

Q11-24.　咬合高径には例外的な症例はないか？　　　　　　　（福山市：S.H.）

A11-24.　上顎結節がきわめて大きく豊隆している症状では，下顎臼後パッドを包んだ下顎基礎床と上顎結節を包んだ上顎基礎床との間に，ほとんど空隙が出来ない場合がありますが，ここは2mm以上の隙間を必要としますので，咬合高径を高くしております。この時 1～$\overline{1}$ の床縁間の距離が40mmを越えると，顔貌・嚥下・フリーウェイスペースに障害が起こることがあり，その場合は骨削除・骨整形など観血処置をしております。上記のような障害がなければ例外的に40mmを越えることもあり得ます。

Q11-25.　咬合採得時どのようなチェアー(椅子)で行っているか？
　　　　　　　　　　　　　　　　　　　　　　　　　　　　（広島県：Y.）

A11-25. 歯科治療用のチェアーの背板を垂直にして行っております。

> **Q11-26.** t.d. の咬合が低い時には，どのようにして調整しているか？
> (名古屋市：匿名)

A11-26. 現在治療中の t.d. の $\underline{1}$〜$\overline{1}$ の床縁までの距離を計測記録した後，咬合が低いと判断したのなら，下顎臼歯人工歯を撤去してパラフィンワックス等で平均値の距離 (36〜40mm) まで挙上します。

　現在筆者はパラフィンワックスを使わず，もっと簡便でかつ正確な咬合挙上法を行っておりますので，お知りになりたい先生は是非とも筆者の総義歯セミナーを受講して下さい。A20-3. でも説明しております。

> **Q11-27.** バイトを固定して，咬合器に装着する時の基準は？
> (名古屋市：M.K.)

A11-27. 顔面正中と義歯の正中とが合っており，かつ義歯の正中と咬合器の正中を合わせ，咬合平面は上弓とほぼ平行に装着します。

No.12　下顎前歯部および臼歯部の人工歯排列法

Q12-1.　臼歯排列は1歯対1歯か？　　　　　　　　　　　（広島県：S.W.）

A12-1.　ツルーバイトのピルキントンターナー30°を使用しておりますので，1歯対2歯です。

Q12-2.　下顎の排列において$\overline{6}$はキーゾーンと同じなのかどうか？
　　　　　　　　　　　　　　　　　　　　　　　　　　　　（名古屋市：M.S.）

A12-2.　本システムでは，とくに$\overline{6}$をキーゾーンに排列するという事を考えてはおりません。筆者が術者指導型で顎堤を個人トレーで機能印象していた時には，キーゾーンを重視しておりましたので，臼歯部にはほとんど3臼歯しか並べられませんでした。しかし多くの無歯顎患者の下顎義歯を，歯槽頂に従って排列すると，人工歯のアーチが後方臼歯に行くほど頬側に拡がっていき，それに対応するようにキーゾーンを重視して上顎の人工歯を排列しますと(末拡がりとなる)，決して安定の良い義歯は出来上がりません。

　歯槽頂を無視しても，デンタルアーチ(実技・実習にこられた時に，そのフィルムシートを差し上げます)に相似形となる人工歯排列にしなければなりません(図49)。

Q12-3.　片顎のみf.d.で，対合に健康な天然歯のある場合，このf.d.の臼歯部人工歯の角度・並べ方の注意点はあるか？　　　　　　　　　　（匿名）

A12-3.　上顎無歯顎の場合で，人工歯排列する際にLing.O.の咬合を付与する事が出来れば成功します。しかし下顎無歯顎で上顎天然歯の場合は極めて難しいと思われます。筆者はこのような症例では，上顎残存歯を全部抜歯して，上下f.d.として治療しております。

Q12-4.　粘膜調整時，高すぎる，咬合が合わない等の場合，排列を何度もや

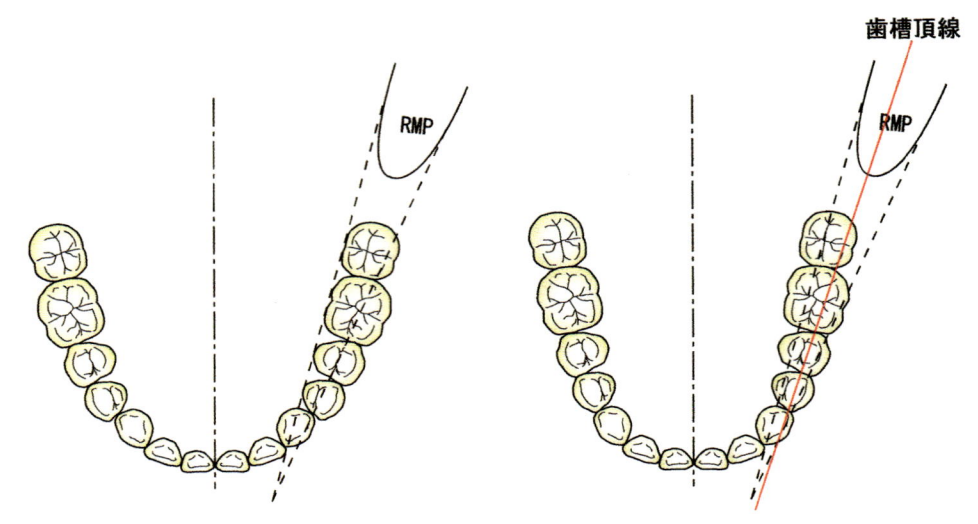

図49 パウンドラインによる排列（左）とカワラダ デンチャー システムによる排列（右）。
　無歯顎の顎堤アーチは，上顎より下顎の方が大きい場合が少なくありません。このように下顎のアーチが大きい症例に，パウンドラインよりも舌側寄りに人工歯を排列（右の図）しなければ，安定した良く噛める義歯は出来上がりません。左の図のパウンドラインに準じて人工歯を排列したt.d.にT-Cをパッキングして患者に使ってもらうと，3〜4日後から下顎義歯の安定が悪くなり，口腔内で動く（『波の上の船のように』と形容した患者もいました）と不満を訴えられます。
　従って下顎アーチの大きい場合には，右図のように大臼歯を舌側よりに（歯槽頂よりもこちらを優先して）人工歯排列しなければ，成功させられません。

り直すのか？　　　　　　　　　　　　　　　　　　　　　　　　　　　　（匿名）

A12-4.　t.d.作成時に咬合高径が垂直的に標準値の範囲内にあるのを確認した筈ですから，調整する時に咬合高径が高すぎるという事は元来あり得ない訳です。削りすぎて低くなった場合は（上下の$\underline{1}$〜$\overline{1}$の床辺縁の垂直距離が34mmを切った時には），咬合高径を回復するために再咬合採得・再排列が必要となります。

Q12-5.　（下顎）無歯顎の歯槽堤は有歯時期より吸収するので，臼歯部4歯排列では無理のある時があるのでは？従来の方法としてRMP（臼後隆起）の前方点より後方に排列すると，義歯の安定性に問題を生ずるとされているがどうか？
（名古屋市：H.K.）

A12-5.　筆者も個人トレーで機能印象した印象面を，義歯の粘膜面として作り上げる方法（すなわち従来からの製作法）で行っていた時には，ほとんどの症例で4臼歯の排列は出来ず，3臼歯の排列で行っておりました。従来法での印象

採得では，RMPを完全に覆って印象面を出す事が出来ませんでしたので，4臼歯は並べられなかったと考えられます．本テクニックでは3臼歯しか排列できなかった事は1症例もありません．4臼歯の排列で問題は生じておりません．

Q12-6. $\frac{7|7}{7|7}$ がスキーゾーンに排列されてしまう場合はどうするか？
(埼玉県：K.M.)

A12-6. スキーゾーンと言うのは，山本為之先生が名づけられた最後臼歯の後方の斜面になった部位の事だと思いますが，これも従来法の印象採得の方法では印象できなかっただけで，本システムでは基礎床の床縁が充分伸びて臼後パッドを捉え，4臼歯がちゃんと排列できるスペースが取れると思います．

Q12-7. 反対咬合の場合，あるいは顎堤のバランスが著しく不調和の場合（例えば上顎臼歯部歯槽堤が小さく，下顎大臼歯部の歯槽堤が上顎歯槽堤より大きくまた骨吸収が著明な時）の人工歯排列の注意点を教示されたい．
(名古屋市：？)

A12-7. 反対咬合についてはA10-15.で説明致しましたので，その項を読みかえして下さい．また上顎より下顎の顎堤が大きい症例についてはA10-10., 12.を参照して下さい．いずれにしろ必ずLing.O.の咬合様式を付与する事です．

Q12-8. class Ⅱがひどい(over bite, over jetが深い)場合，また反対に上顎歯槽堤が非常に小さい場合の臼歯排列方法は？　(泉佐野市：K.O.)

A12-8. まずはじめのover bite, over jetが深いという事が，上顎のアーチに比べ下顎が小さいというのか，歯槽堤が吸収していて低いというのか分かりませんが，顎堤が吸収しているという事で解説します．

　まず上顎前歯群の位置を，審美的に満足するまで前方に出して排列した際，下顎前歯群を義歯の安定する位置に排列したら，上下関係で水平被蓋が大きくなるケース(10mm程)では，審美性を重視するか，下顎義歯の浮き上がりをなくすか患者によく説明して，患者自身にどちらを選択されるのか考えていただく必要があります．筆者は患者が審美的に満足する義歯と，下顎が浮き上がらな

い位置で排列した義歯と両方作って，実際に装着してもらってインフォームドコンセントを得るようにしています。

　次に上顎歯槽堤が小さい場合ですが，一般に上下 f.d. の患者は上顎は頬側から，下顎は舌側から吸収が進むため，上顎歯槽堤が小さくなっている症例はよく経験します。

Q12-9. 　下顎前突で上顎を人工歯排列した後咬合採得する時，下顎ロウ堤より上顎歯列がかなり後退してしている場合の対処法は？　　　（大阪府：A.N.）

A11-9. 　　edge to edge から，over jet が約 2mm 出る位までで排列おります。

Q12-10. 　先生のスライドの完成義歯を見ていると，over jet がかなりあるように思うがどうか？　　　　　　　　　　　　　　　（岡山県：Y.H.）

A12-10. 　　上下顎の対向関係にもよりますが，over jet は通常約 4mm 前後としております (天然歯と同じような被蓋関係です)。

Q12-11. 　総義歯装着患者が義歯安定のため，上下前歯が edge to edge になった時，後方臼歯部に posterior separation が生じないように，前歯部の over jet，over bite を数 mm あけるという考えはおかしいか？ (当然，審美性，解剖学的位置 I.C.P を考慮したうえで)　　　　　　　　　　（神奈川県：T.D.）

A12-11. 　　その考え方は間違っています。先生のおっしゃっているのは，Ful.O. の人工歯排列の考えです。Ful.O. では前歯が edge to edge になっていても，臼歯部は離開しないので義歯は落ちないという理論でありますので，もし前歯があたった時 posterior separation が生じて義歯が落ちてきては困ると言うので，ご質問のようなお考えをなさるのだと思いますが，Ling.O. では，前歯切端が edge to edge の時の臼歯は離開していて，Posterior separation が生じております。中心咬合位では (天然歯と同様) over jet は約 4mm 前後，over bite は 1.5〜2mm 程度です。

　edge to edge の時に前歯がすいていたら，前歯で焼き海苔等の薄い食べ物を噛み切ろうとしても噛めないという機能障害が出てきます。Ling.O. では天然歯

と同じで前歯切端で咬合した時は，臼歯部は離開していますが，それが義歯脱落の力としては働きません。きちんと中心位を捉え，人工歯の咬合調整をし辺縁封鎖をしてあるからです。いずれにしろ前歯部に食物が介在すれば臼歯は離開します。

> **Q12-12.** 咬合器は何故，半調節性を使用するのか？平線咬合器でよいのでは？
> (名古屋市：H.K.)

A12-12. t.d.完成後，咬合器上で咬合調整をするためと顆頭と咬合平面の位置関係が生体に近く，また堅牢で扱いやすいということで半調節性を使用しております。

> **Q12-13.** 咬合関係はグループファンクション，または犬歯誘導のうちどれか？
> (広島県：Y.)

A12-13. 有歯顎治療と無歯顎治療を混同されているようです。グループファンクションでも犬歯誘導でもなくLing.O.(人工歯：ピルキントンターナー30°硬質レジン歯(ツルーバイト社))で両側性均衡咬合を与えます。そもそもグループファンクションとか犬歯誘導というのは歯冠補綴の場合です。

No.13 フルバランスド オクルージョン（Ful.O.）VS リンガライズド オクルージョン（Ling.O.）

まず Ful.O. と Ling.O. の咬合様式の違いを図 50 で示します。

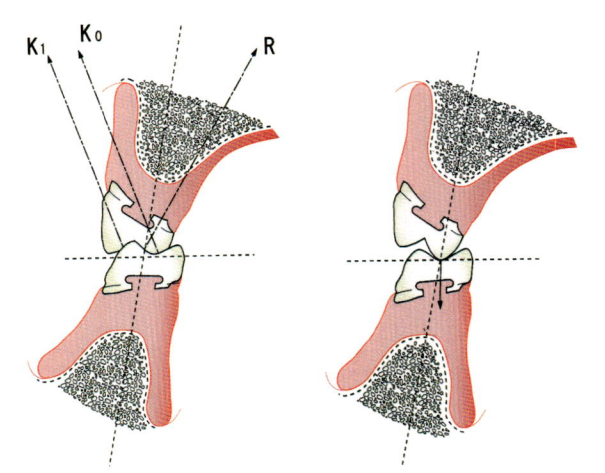

図50　Ful.O.（左）と Ling.O.（右）。
左：歯の喪失後，長期にわたり不適合な義歯を使用していたり，加齢により歯槽骨の吸収が著明となり，ほとんどの症例において上顎より下顎の顎堤弓の方が大きくなる。
歯槽頂間線と仮想咬合平面とのなす角が 80°以下では，正常被蓋の Ful.O. の咬合様式では義歯床の転覆力（K_0，K_1）が増し，義歯の維持・安定は低下する。
右：Ling.O. では，上下頬側咬頭同士は咬合接触させず，上顎臼歯舌側機能咬頭と下顎臼歯中心窩とが咬合接触する人工歯の排列様式により，義歯床転覆力はなくなる。均衡が保たれるため，義歯の維持・安定は良くなり，この咬合様式により舌房が広くなり，咀嚼・発音機能にも障害を及ぼさないという利点がある。

> **Q13-1.** Ful.O. ではなく，Ling.O. にする理由について，もう少し詳しく教示されたい。　　　　　　　　　　　　　　　　　　　　　　　（？：Y.K.）

A13-1.　P.103 に Ful.O. と比較して，Ling.O. がどのように優れているかを Ling.O. の特徴として詳しくまとめてありますので，その特徴をよく理解して下さい。

> **Q13-2.** 通常の義歯のように，すぐ Dul になるような痛みはないようであるが，咬合時の痛みが休診日に発現した場合，患者には装着したままで過してもらうよう指導すべきかどうか？　　　　　　　　　　　　　　（知多郡：A.M.）

A13-2.　Ful.O. と Ling.O. との違いで，咬合時に痛みが出た場合，Ful.O. では痛みの原因はどこなのかを判別するのは，極めて難しい（ほとんどが床辺縁部に

痛みが出る)のですが，Ling.O.では，ここが痛みの原因であるという所が分かりますので，即，除痛の対応が出来ます。これが医療の基本で歯科医師の使命でもあります。しかしご質問のように徐々に発現した痛みで，患者が我慢できないというのなら，食事の時間以外は外して頂いて(食事の時が痛いと思いますが)良いと思います。ただし出来るだけ早く来院してもらい，痛みを取ってあげて下さい。その折には来院の数時間前から，少々痛くても義歯を装着しておくように言っておいて下さい。痛みの箇所が分からなくなりますから。

Q13-3. Ling.O.で，モンソンのカーブが強くなっても差し支えないか？
(？：A.K.)

A13-3. 原則としてモンソンのカーブやスピーの弯曲等はまったく考慮しておりません。本システムではNo.10およびNo.12で説明したような人工歯排列法をとっています。

Q13-4. 上顎歯列弓の狭窄，下顎歯列弓の拡大，いわゆる反対咬合に対してどういう考えか？また正常咬合と反対咬合の混在している交叉咬合についてはどうか？
(大阪府：S.W.)

A13-4. 無歯顎患者の症例では，上顎歯列弓が小さく下顎が大きい場合がほとんどです。このような場合にはLing.O.が極めて有効です。
　また有歯顎時に反対咬合であった場合には，前方運動した時下顎切端が上顎を突き上げない程度で，切端咬合に近い正常咬合で行っております。交叉咬合(多分，有歯学時側方歯群でクロスバイトしているということであろうと思いますが)の場合は，通常のLing.O.の人工歯排列でよいと思います。

Q13-5. Ful.O.がだめな理由は？
(？：K.Y.)

A13-5. ①上下の咬合が緊密に噛み合っているため，たとえ咬合に誤りがあっても，それがどの部分であるのか極めて分かりにくいのです。だからどの人工歯のどこを，どのように咬合調整すべきかも分からないという事になり，いくら咬合調整をしてもドラスティックに改善されたと患者に

思ってもらえず，結局は次の歯科医院へと移って行かれるのです。

②咬合の狂いはすべて床縁に出てくるので，痛みの出た床縁を削除するが，いくら削ってもまた別の床縁に痛みが発生し，どんどんスモールデンチャーになって，ついに収拾がつかなくなるのです (Ful.O.の義歯をきつく噛み締めさせた時の臼歯部の床の動きを見ると，頬側にしなって撓んでいるのがよく分かる)。

③人工歯が緊密に咬合しているので，噛む力が床面に大きくかかり過ぎて，T-Cを填入しても脇へ押し出し，本来のT-コンが出来ません。痛みがやわらぐのはT-Cが単にクッションとして働いているからです。

等々の理由が挙げられます。

Q13-6. 顎位が定まっていないのに，Ling.O.を与えてしまっては，側方力がかかってしまって良くないのではないか？　　　　　　　　　　（？：K.M.）

A13-6. 顎位が定まっていない場合，スキッドブロックによる治療を進めます。文献5を参照して下さい。Ling.O.を与える方が側方力はかかりません。

Q13-7. 上顎臼歯部が天然歯で平坦な咬合面で，下顎臼歯部に義歯を入れる場合，どのようにしてLing.O.を与えるのか？　　　　　　　　　（福山市：S.I.）

A13-7. 基本的に下顎無歯顎で上顎残存の場合は，すべて抜歯しております。筆者は下顎無歯顎で上顎に天然歯が残っているケースが一番難しい，と思っております。しかしご質問のように，下顎臼歯部が欠損していて，対合の上顎が天然歯という症例も少なくありません。このような場合は，欠損部の下顎臼歯でLing.O.に排列します。天然歯があまりに平坦な時は，その咬合面に舌側咬頭をつくるよう，少々調整する必要があるかもしれません。

Q13-8. 上顎無歯顎のシングルデンチャーのような場合の咬合様式もLing.O.でするのか？ 作製・調製が難しいと思うが何かテクニックがあれば教示されたい。　　　　　　　　　　　　　　　　　　　　　　　　　　　（津市：Y.K.）

A13-8. ご意見の通りLing.O.で行います。t.d.の咬合調整にはオクルーザル

ワックスを上顎臼歯に貼って，当たりを診査し咬合調整を行って下さい。下顎天然歯は削合しないようにして下さい。

Q13-9. 口蓋を延ばしたくない人にはどう対処するのか？　　　（広島県：O.）

A13-9.　Ful.O.の義歯では噛む度に床がしなって，口蓋を刺激しますから気持ちが悪いとおっしゃいます。しかしLing.O.では，適正な咬合位を捉えていればタッピング運動させても上下の床はまったく動きませんので，口蓋を延長されても気持ち悪いとは言われません。即，驚くほどの吸着が得られます。

Q13-10. 上下顎の義歯が正中部で破折するのはバイトが高いためなのかどうか？　　　（名古屋市：M.S.）

A13-10.　御質問の義歯はFul.O.の義歯ではありませんか？ Ful.O.の義歯では噛み合わせる度に，床が外側(頬側)に撓んでおりますので，正中部から見事に破折する事があります。Ling.O.の義歯では床が撓みませんので破折しません。バイトが高いから破折するという事はないと思いますが，その義歯の高さはどれ程でしたか？

　カワラダ デンチャー システムの義歯は，食事後の義歯清掃時に吸着がよすぎて，着脱時に勢い余って義歯を滑らせて破折した事が数例あります。そのため水をはった洗面器上で義歯を外し，洗剤とブラシで清掃していただいております(義歯には研磨剤は使用しない)。

Q13-11. Ling.O.の場合，平衡側はどうするのか？　　　（？：T.A.）

A13-11.　初めのH-C P.では片側性均衡咬合(Dr. Earl Pound)でしたが，本システムでは，両側性均衡咬合を付与しております。t.d.重合後に当該咬合を与える事により，調整の時間(来院日数)がウンと短縮されるようになりました。

Q13-12. 人工歯排列において，臼歯部排列でとくに気をつける点はLing.O.のみでよいのか？ また排列の難しい症例(交叉咬合排列になるような場合)には

A13-12. 交叉咬合排列になる症例は，通常は上顎に比べ下顎のアーチが大きい症例です。本システムではこのような症例には交叉咬合とはせず，Ling.O. での咬合様式で行うのが最善なのです。

> **Q13-13.** f.d. は Ling.O. (臼歯排列) であるが，p.d. の場合はどうするのか？
> （大阪府：M.K.）

A13-12. 欠損部は Ling.O. の咬合様式です

> **Q13-14.** 旧義歯を調整する時の人工歯の咬合は，Ling.O. ですべきか？
> スライドを見ていると，旧義歯を咬合調整後，松風コンディショナーを使用し印象して新しく t.d. を作っているが，T-C を使用する場合，旧義歯を T-コンする必要はなくなると思うがどうか？
> （？：S.Y.）

A13-14. 種々の不満をもって来院なさる患者の(旧)義歯は
①咬合様式が Ful.O. である。
②歯列弓のアーチが小さい。
③咬合高径が適正な高さではない(ほとんどの場合低い)。
④辺縁封鎖がされていない(スモールデンチャーのため)。

という状態です。この義歯を最終的にカワラダ デンチャーに仕上げていくためには，まず旧義歯の床内面に T-C を填入し口腔粘膜にフィットさせ，かつ辺縁の延長を行い，辺縁封鎖により義歯を安定させ，次に咬合高径を適正なものに修正し(挙上する事が多い)，旧義歯をある程度まで改善した段階で，この義歯の床粘膜面およびバイトを使って，新しく Ling.O. の t.d. を作ります。これを t.d. として粘膜調整・咬合調整して行くのです。

このように新しい t.d. を作るためには，旧義歯を T-コンしなければならないのです。

> **Q13-15.** 旧義歯への応用はどうか(リベースをして)？　（大阪府：H.S.）

A13-15. 旧義歯がFul.O.とか，無咬頭人工歯使用の義歯には残念ながら応用できません。なぜFul.O.や0°人工歯が使えないか良く考えて下さい(No.9の項を参照)。勿論，Ling.O.の人工歯排列にしてあるのなら応用できます。

> **Q13-16.** 従来の義歯をt.d.として使用した時の人工歯の調整はどのように行うか？　　　　　　　　　　　　　　　　　　　　　　　　　　　(?：T.K.)

A13-16. 従来の義歯の咬合高径が適正であるかどうかを診査し，適正な高さに補正します。次にFul.O.の咬合様式であるなら，Ling.O.に変更する必要があります。必ずこの人工歯排列にしてからでなければ本法の総義歯は作れません。

リンガライズドオクルージョン(Ling.O.)の特徴

フルバランスドオクルージョン(Ful.O.)と比較して

1. 上顎が小さく下顎のアーチが大きく，歯槽頂間線の角度が80°以下の症例では，Ling.O.の咬合様式がもっとも優れた利点を発揮する。
2. 顎堤の吸収が著しい症例に極めて有効である。
3. 小さい咀嚼力で，破砕・咬断が出来る → 顎堤の保護。
4. 食品破砕時に生じる義歯の前方への推進力が小さい → 義歯の安定 → 顎堤の保護。
5. 咀嚼能力が高く，リズミカルにスムーズに咀嚼できる → 噛みやすい。
6. 下顎運動時の義歯の維持・安定に優れている → 義歯を揺らさない → 気持ち悪くない。
7. 咬合調整が行いやすい(干渉部が分かりやすい) → 中心位の確立が得やすい(Ful.O.では，咬合調整をやっても患者は満足してくれない)。
8. 舌房が広く取れるため咀嚼・発音(会話)機能を障害しない → 自然に上手に喋れる。
9. Ling.O.のt.d.により，動的機能印象採得をして得られた無調整義歯であるため(咬合が適正で義歯床が粘膜にピッタリフィットしている)生体に調和し患者は義歯を装着しているという感じがしない。
(咬合様式の違いだけではないが，従来法で作ったものでは異物感を訴える)
10. 遊離端義歯にも有効で，鉤歯に障害を与えない。

No.14　T-Cパッキング ジグの機構・特徴およびその必要性

T-Cパッキング ジグの機構と特徴

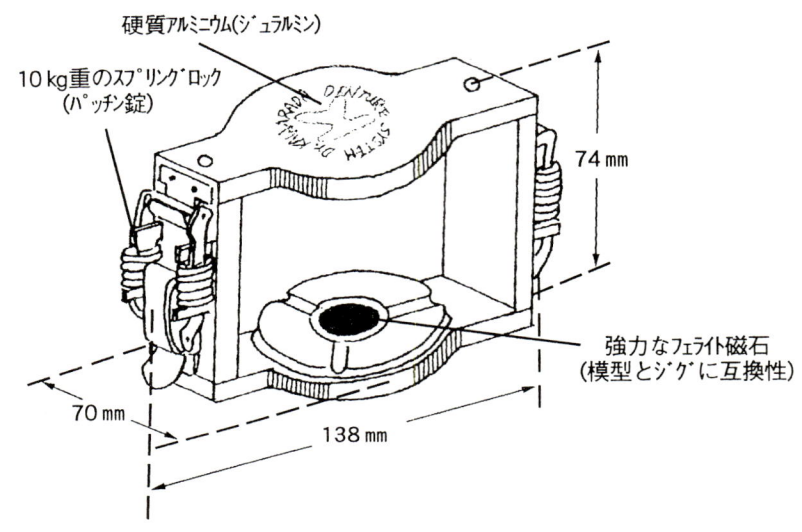

図51　T-Cパッキング ジグ。
　　　　材　　　質：硬質アルミニウム5052S（ジェラルミン）
　　　　表面加工：アルマイト処理
　　　　　　　　　・硬くて傷がつき難い
　　　　　　　　　・腐食しない
　　　　パッチン錠：SUS-304
　　　　　　　　　18-8ステンレス
　　　　　　　　　・10kg重のスプリングロック
　　　　磁　　　石：フェライト磁石
　　　　　　　　　・水に強く腐食しない
　　　　重　　　量：450g

　特　徴
　①粘膜調整されていく義歯床面と，人工歯および患者固有の顎位の三次元的位置関係を経時的に連続してチェックができる。
　②t.d.床面へT-Cを極めて精密にパッキングできる。
　③粘膜調整された義歯上下の咬合関係に狂いを出さず正確にリライニングができる。
　④マグネットプレートの使用により，ジグと模型の間に互換性を付与してある。
　⑤患者の数（通常一人に2台）だけのジグを用意する必要がない。診療室に2台，技工所に2台ですべてOK。
　⑥即時重合レジンで重合する時にも，圧力鍋にジグごと入れて脱泡が可能。
　⑦堅牢・スマートかつコンパクトである。

Q14-1. t.d. の印象完了時のT-C面がきれいで美しいスライドだったが，とくにT-Cの取り扱いの注意点，コツなどの詳細について教示されたい。
(北足立郡：H.M.)

A14-1. 前回までの古いT-Cを全部剥がし，新しいT-CをT-Cパッキング ジグで毎回パッキングしております。t.d.の床面や床縁の当たり(T-Cが剥き出しになっている)の部分を削除して，そこへ適当にフリーハンドでT-Cを盛り足したのでは，微妙に高さが違って(削除した分とまったく同じ量を補充するなどという事は不可能に近く，大抵の場合は多く足し過ぎて，上顎は前歯部，下顎では左右舌側後方に分厚く溜まってきて，突然下顎の咬合がビックリするほど後退する)きて，再咬合採得・再人工歯排列の必要に迫られる事になります。

Q14-2. 咬合が狂っていたためにT-C表面がクレーター状になった時，再咬合採得・再排列後，T-Cを義歯に盛る時には，T-Cを全部除去するのか？辺縁のT-Cを残すのか？または再度ジグを使用するのか？ (名古屋市：？)

A14-2. T-Cを填入するのは(f.d.では)どんな場合も，T-Cパッキング ジグを使ってパッキングします。勿論，古いT-Cは全部除去しなければなりません。人工歯の再排列後は，今までのジグ模型も，石膏コアも新しく作りかえて頂きますと，正しく改善された粘膜面と人工歯排列と咬合の高さが確実に記録される訳です。このように各患者の義歯に関して，顎関節から口腔の粘膜面と義歯床面および上下の咬合高径と人工歯の排列具合が，立体的にかつ連続的に固定した記録として保存できる器具・装置は，世界中でこのT-Cパッキング ジグ以外ないだろうと思います。ここが本システムの非常に優れたポイントの一つであります。

Q14-3. 下顎のt.d.にT-Cを使用すると，いつも舌小帯部のT-Cが薄くなりピラピラと取れそうな状態になるが，悪いのだろうか？ (名古屋市：匿名)

A14-3. T-Cが床辺縁より延び出した時には(デンチャースペースがあるという事)，その部分をレジンに置き換え(No.15, No.16を参照)，舌側床辺縁を獲得し辺縁封鎖をはかって下さい。ピラピラのままでは確実な辺縁封鎖は得られません。T-Cを填入する時にはT-Cパッキング ジグで行って下さい。

> **Q14-4.** T-Cで床が大きくなるのは理解できたが，粘膜調整しT-Cを盛り足す時，最初のT-Cと2回目以降のそれとの境界が段差にはならないのか？
> 　軟らかくて段差がなくならないのでであれば，ブラッシングを充分にすれば，T-Cにキズがつくと思うがどうか？
> 　　　　　　　　　　　　　　　　　　　　　　　　　　　　　　　(？：T.K.)

A14-4. これまでのH-C P.のテクニックでは，当たりのある床の部分のみを削除して，目分量でT-Cを盛り足していましたので，ご質問のような疑問が起きようかと思いますが，本システムは，毎回，古いT-Cを全部剥がし取り，充分反応させた新しいT-CをT-Cパッキング ジグを使って填入して頂きますので，少々きつく歯ブラシをかけて頂いても傷つく事はありませんし，めくれる事もありません。

> **Q14-5.** t.d.の辺縁を延長する時，T-Cの劣化があった場合には再パッキングをするが，ジグに装着する作業用模型はどの時点で作るのか？

A14-5. t.d.床辺縁部の劣化したT-Cをスクラッパー(キングスレー)またはスタンプバーで剥がし取り，新しいレジン面を出します。その部分を即重レジンで置き換え床辺縁を獲得して下さい。そのt.d.に新しくT-Cを填入して使って頂きます。3～4日後来院してもらい，そのt.d.のT-C面に石膏を流し，新しい作業用模型を作りジグに装着します。

> **Q14-6.** 口蓋部のT-Cが厚くなった場合の対処の仕方は？　　　(？：K.A.)

A14-6. t.d.のT-Cの粘膜面に作業用模型材を注入後，T-Cパッキング ジグのコアに合わせてジグに装着し，これで一度リライニングを行って下さい。

> **Q14-7.** 長期パッキングする場合のT-Cの交換時期は？
> 　　　　　　　　　　　　　　　　　　　　　　　　　　　　(名古屋市：M.K.)

A14-7. 長くて1週間に1度パッキングし直します。また3～5日間隔で来院して頂く必要があります。

Q14-8. 義歯辺縁部のT-Cの添加・削除はほとんどないような印象を受けたが，実際過不足は出ないのか？また辺縁のT-C量が多く(厚く)なったような場合は床の延長は必須か？(T-Cの厚さは最大どれくらいまで許されるのか？)

(知多郡：A.M.)

A14-8. 通常上顎では備えつけの計量カップに粉液1：1(それぞれ一杯づつ)，下顎ではその2／3量くらいに加減して重合しています(文献5，P.66を参照)。この分量でだいたいの場合，パッキング後に辺縁から少し余剰がはみ出る程度ですが，床の大きさによって，微妙に変わってきます。経験を積めば(D.H.が)ピタリとその量をわかるようになってきます。さらに質問の後半についてはその通りで，床の延長が必要となります。

Q14-9. ジグを使ってパッキングした時のT-Cの厚みはどのくらいか？また，口腔内での直接法ではまずいか？ (？：E.K.)

A14-9. 1.0mm前後でなければなりません。次に口腔内に直接入れられたのでは均一な厚みが得られませんので正確なT-コンができません。

Q14-10. ジグに装着した後，ロウ義歯を重合してt.d.を製作するとの事であるが，
  ①その義歯は再び無調整でジグに装着し直せるほど変形は少ないか？
  ②また，そのt.d.にジグ上でT-Cを填入するとの事であるが，あらかじめ床縁はいくらか削っておき，辺縁はT-Cで覆われるようにしておくのか？
  また，粘膜面はどうか？
  ③T-Cが義歯床を一層覆う事によって，咬合高径が多少なりとも上がるのではないか？

(大阪府：？)

A14-10. ①無調整でジグに装着できる事が大切です。他のいかなる重合法を用いても1mm+αは浮き上がる事になりますから，削合調整が必要となりますし，口腔内に装着してからも咬合調整が必要になりますが，本法で開発した重合器(重合くん)は，臨床的にはまったく"浮き上がりなし"と言えます。
  ②t.d.の内面にT-Cをパッキングする際には，床辺縁も粘膜面も削らずにパッ

キングします。
③普通に考えれば咬合が高くなると思われますが，粘膜下組織がT-コンされますのでその部分は粘膜下組織が引き締まり，咬合(高さ)に変化はありません。

> **Q14-11.** T-Cをパッキングする時，床レジンを一層削除するのか？削除しないとすれば0.5〜1mmの均等なT-Cの厚さは，どうして得られるのか？顎位を変位，挙上させないのか？
> (箕面市：S.O.)

A14-11. レジンの削除はまったく行いません。T-Cパッキング ジグでは，幅1mmの均等な厚さが得られます。模型に合わせてきっちり床を作ってありますので目に見えるスキ間はないのですが，T-Cの粘着・弾力性のある物性によりそのままT-Cを填入しますと，必ず0.5〜1.0mmの均等な被膜状にパッキングされます。「論より証拠」やってみて下さい。

> **Q14-12.** T-C填入時，スパチュラで巻き上げるようにすると，より気泡の混入があるように思われるが，混和器練りの方がよいのではないか？
> (相模原市：T.Y.)

A14-12. 気泡の混入があるかないか1度やってみて下さい。T-Cの混和器なるものが，あるかどうか分かりませんが手でして頂いて充分です。

> **Q14-13.** T-Cは1回の填入のみでよいか？粘膜調整剤の追加・交換は必要か？
> (匿名)

A14-13. 1回に填入するT-Cの量は，パッキング後少し辺縁から余剰分が出るくらいでなければなりません。しかしその量は一度経験したらすぐわかるようになります。また床のT-Cは来院時のたびに入れ替えます。

> **Q14-14.** p.d.，コーヌス・デンチャーの時も，ジグを用いてT-Cを入れるのか？
> (安城市：T.I.)

A14-14. p.d.は，鈎歯により着脱方向が規制されているので，フリーハンドで填入します。

> **Q14-15.** ジグは余分なT-Cを除去するためのものと考えてよいか？
> （？：T.K.）

A14-15. 除去するためではありません。T-Cを均等にパッキングするためとリライニングするためのものです。

> **Q14-16.** T-Cをt.d.に填入し，ジグに装着する理由は？
> （名古屋市：H.M.）

A14-16. 咬合を狂わせないためです。t.d.にフリーハンドでT-Cを填入すれば咬合がずれます。常に定位置で，しかも粘膜面に均一に0.5～1.0mmの厚さにT-Cを填入することが出来ます。

　これまでの総義歯製作法では，人工歯や床粘膜面を削合した場合には，当然顎関節と人工歯と粘膜面との空間的位置関係は，だんだん変化してくるにもかかわらず，それを記録しておく事は不可能で，調整はその都度，前後の関連性なく行われていました。しかし調整された結果が，連続的にその位置関係を正確に記録される事により，確実に生体にフィットさせて行けるのです。

　このように患者の顎関節と粘膜面と人工歯との立体的位置関係を連続して正確に記録できるのは，今のところ世界中で本T-Cパッキング ジグだけだと思います。

> **Q14-17.** t.d.を一層削って，再びT-Cを填入する際（粘膜調整），填入量が多すぎると失敗する原因となるとの事であるが，等量を填入するコツはあるのか？またすべてのT-Cを填入し直しする場合の判断基準は？　（名古屋市：T.M.）

A14-17. A14-8.をもう一度読んで下さい。一度経験すると大体の量はすぐ判断できるようになります。またどんな場合も，毎回古いのは全部剥がし取って，新しいT-CをT-Cパッキング ジグでパッキングして下さい。t.d.が患者に満足されるまで。

Q14-18. 口腔内に直接T-Cを入れてはいけない理由は何か？
(名古屋市：？)

A14-18. 咬合が狂うからです。

Q14-19. トリートメントジグにT-Cを導入する時，咬合高径の狂いはないか？
(名古屋市：T.M.)

A14-19. トリートメントジグ使用では，咬合が狂う事がありますから，T-Cパッキング ジグを使って下さい。

Q14-20. トリートメントジグの使用法について，模型の付け方，コアのとり方から教示されたい
(宇都宮市：S.K.)

A14-20. トリートメントジグは現在使用しておりません。T-Cパッキングジグを使用して下さい。その理由についてはA2-1.④の項を参照して下さい。

Q14-21. 咬合面コアの採得法とは？
(名古屋：M.K.)

A14-21. 最終義歯製作のコアの採得は，普通石膏を練和してガラス板上に盛り，水にぬらしたスパチュラで表面を平らにし，義歯人工歯の表面がすべて印記されるように咬合面コアを採得します。石膏硬化後，周囲をトリミングして形態を整えます。
　T-Cパッキング ジグ装着のための咬合面コアの採得については，文献4のP. 56, 57を参照して下さい。

No.15　上顎口蓋部と下顎舌側床縁の延長

Q15-1.　上顎口蓋後縁はどこまで延ばすか？　　　　　　　　　　（？：T.I.）

A15-1.　口蓋小窩より2～3mm後方です。上顎結節部の辺縁封鎖が重要ですから，吸着が得られない時には小窩より約5～6mm延ばします。

Q15-2.　上顎はどんな場合も，Ah-lineを越えて床を後方へ延長させなければならないか？　無口蓋義歯などは出来ないのか？　　　　　　（箕面市：S.O.）

A15-2.　総義歯において，充分な吸着が得られるのであれば，Ah-lineを越えなくても，また無口蓋義歯などでも結構かと思いますが，筆者はリンゴの丸かじりの出来る義歯を目標としていますので，どんな場合も後方への延長を必要とします。

Q15-3.　辺縁が延びたT-Cをレジンに置き換える時のパッキングは具体的にどのように行うか？　　　　　　　　　　　　　　　　　（調布市：Y.T.）

A15-3.　T-Cをパッキングしたt.d.を使わせ，床辺縁にT-Cが延びだした時は，T-C粘膜面を小筆を使って流水下でよく洗い，普通石膏を流し模型を作る。硬化後T-Cの延びだした床辺縁を3～5mm削除した後，新たに即重レジンで筆盛りして，床辺縁を移行的に作ります。

Q15-4.　下顎義歯を安定させるのに，T-Cのついている床縁3mm程度のデンチャースペースの利用のみで良いのか？　また人工歯は平均値で良いのか？
　　　　　　　　　　　　　　　　　　　　　　　　　　　　　（名古屋市：M.K.）

A15-4.　それでうまく行く場合もありますが，とくに下顎では顎舌骨筋線の下方・後方のアンダーカットをうまく採得して（時には意図的にT-Cで辺縁を延長し），床の浮き上がりを防止することを考えて下さい。

人工歯の排列については No.12 の項に解説をしておりますのでもう一度参照して下さい。

> **Q15-5.** 下顎舌側の床縁が顎舌骨筋線の所まであると，飲食がしにくくないか？
> (箕面市：S.O.)

A15-5. その t.d. で食事をして頂いて，結果を聞いて調整する必要があります。顎舌骨筋窩をうまく捉えて，飲食する時も，普段義歯を入れている時 (就寝中も含めて) も，特別いやな装着感がないという評価を得るまで調整して下さい。

> **Q15-6.** 顎堤が非常にフラットな場合，舌側床縁の延長の印象はどのようにとればよいか？
> (？：T.K.)

A15-6. フラットでも顎舌骨筋線の下方・後方に指を入れ，患者に舌を前方に出させて，そこにスペース (舌側の床の長さの決定，判断基準) があるかないかを診断します。顎堤がフラットでもスペースはあるものです。筆者は t.d. できちんと舌側床縁を捉えております。もう一度 No.6 の項を読みかえして下さい。

> **Q15-7.** 下顎の舌下部の床延長が不足の場合には，どのように延長すればよいか？　　(大阪府：H.A.)(愛知県：S.K.)(安城市：T.I.)(名古屋市：M.S.)
> (和歌山県：T.)(？：H.M.，Y.A.)(広島県：S.K.，H.T.)(京都府：N.T.)

A15-7. 文献 5 の P.45 を参照して下さい。ペリレジンⅡ (亀水化学社) を使って直接法で同様の操作を行って下さい。

> **Q15-8.** スロートフォームのアンダーカットが強い場合，どうしても着脱時に粘膜にすれて着脱不可能になると思われるが，なぜ可能なのか？
> (碧南市：M.I.)

A15-8. t.d. でスロートフォームの所が T-C でうまく再現出来たら，その形態

を硬石膏で置き換えた後，再びT-Cをパッキングして装着します．t.d.を口腔内で使って痛くなければ，そのようなスロートフォームのアンダーカットは，"下顎義歯の浮き上がり防止"の最良の手段となります．痛くない出し入れの仕方を，患者とともに工夫してみて下さい．義歯を口腔内の後方から前方へ入れると，アンダーカットにすれづに入れられると思います．その痛くない入れ方の勘所を患者に教え，ご自分で出来るようになるまで練習してもらいます．

> **Q15-9.** ①t.d.にT-Cをパッキング後，床の延長をする場合のレジンの追加の方法を詳細に教示されたい． (名古屋市：M.K.)
> ②粘膜調整中の辺縁の伸ばし方(即重レジンのバックアップの具体的な方法)はどのように行うか？ (碧南市：M.I.)

A15-9. t.d.の辺縁よりT-Cが約3mm長く延び出してきた場合，まずそのT-C粘膜面に硬石膏を流し，そのt.d.の模型を作ります．今までのT-Cパッキングジグの作業用模型は捨て(咬合面石膏コアはそのまま)，新しいt.d.の模型を装着し，延長したい辺縁部のT-Cを剥がし取り，その部分のレジンの新面を出して即重で盛り足し，模型に圧接して硬化させます．研磨後，床内のT-Cはすべて剥がし取り，新しいT-Cをパッキングして患者の口腔内に入れます(文献5参照)．

> **Q15-10.** スロートフォーム部の床縁の形態でとくに注意すべき点はあるか？ (京都府：T.K.)

A15-10. 顎舌骨筋線部は削除しないこと．口腔底移行部の顎舌骨筋線の下方・後方部の後顎舌骨筋窩部に術者の指を入れ，どれだけの深さと窪みがあるかを診査します．口腔底部に指を入れたまま，次の動作をして下さい．
　　①舌を前方に出させて，指の後方部がどれだけ前方に移動するか．
　　②舌で上唇を左右になめさせて，顎舌骨筋線の下方部がどれだけもち上がってくるかを術者の指先に感じとっておく．
　舌側床辺縁の延長・獲得法は，文献5のP.66〜71を参照して下さい．

> **Q15-11.** ①舌側床縁はどんな患者でも（あれほど）深く出来るのか？
> (長野県：U.M.)
>
> ②スロートフォームの外形線は？また通常スロートフォームに下顎を延長できるか？
> (奈良：T.Y.)
>
> ③下顎義歯の安定が悪いので，スロートフォーム部に床縁を延長するが，あまり延ばすと痛がるので，そこそこ延ばした所で入れると，口を大きく開けた時，動くという事がたまにある。このような場合はどうしたらよいか？
> (患者はそれでも，前のよりはるかに良いのでかなり満足はしているが‥‥)
> (京都府：N.T.)

A15-11. スロートフォームを大きく確保しておいて，舌や口腔諸筋群を運動させて，障害にならない長さに調整します。痛みが出るのは顎舌骨筋線に基礎床が当たっている場合が多いようです。
　口を大きく開けて義歯床が動くのは何故か？考えてください。
　本書No.23の項を参照して下さい。

> **Q15-12.** T-Cを下顎粘膜面に用いて粘膜調整をする場合，下顎舌側部分は実際どのようにして（スライドのような形態に）延長していくのか？また舌側をT-Cで延長する場合，レジンなどで補強しなくてもよいか？　(富士市：T.K.)

A15-12. まだ舌側への延長が可能であると判断できた場合（下顎の床の安定を得るため）t.d.の舌側の床辺縁に意図的にT-Cを添加し延長を計り，なおかつ舌運動で浮き上がらない事が大切です。T-Cで床辺縁が獲得されれば，即重レジンに置き換えます（文献5のP.66〜71参照）。

> **Q15-13.** T-Cの厚さが1mm位で，均等なピンク色であるのが望ましいという事は，最初の作業用模型が，最終の粘膜調整にまでかなり影響すると思うが，T-Cによる床の延長・添加ということはないか？　(松本市：M.A.)

A15-13. ほとんどの場合床の延長などの必要がありますが，最初の基礎床の印象を出来るだけ精密にしておくと完成までの時間がとても短縮されます。

Q15-15. 臼後三角の舌側口腔底部で義歯床用レジンの床縁から延び出したT-Cにレジン裏打ちをするのか？ T-Cは何mmくらい出てよいのか？ Dulができないようにするには？
　　　　　　　　　　　　　　　　　　　　　　　　　　　　　（広島県：S.W.）

A15-15. 即重レジンで裏打ちしてきれいに研磨後，T-Cパッキング ジグにてパッキングして下さい。Dulが生じたらその部分を削除しなければなりませんが，顎舌骨筋線部に当たりがあるために痛みを訴えているのか，床辺縁が長すぎて口腔底移行部にDulが生じているかを診査する必要があります。

Q15-16. （下顎で顎堤のない場合に，顎舌骨筋窩のデンチャースペースを利用するが）上顎で顎堤がほとんどなく皿状で，義歯の吸着が非常に悪い場合の後縁の設定法は？ 本システムで吸着の良い義歯を作製する事ができるのか？
　　　　　　　　　　　　　　　　　　　　　　　　　　　　　（京都府：S.H.）

A15-16. ①口蓋小窩まで後縁をのばす。
②臼歯部頬側前庭部から上顎結節部にいたる移行部の床縁を獲得し辺縁封鎖を完全にする。
③矢状顆路角が10°以下の場合，下顎前歯切端で上顎前歯を突き上げないように垂直的被蓋を少なくする必要がある。

以上を完全にすると，ちゃんと吸着すると思います。

No.16　T-Cパッキング　ジグを使用した
　　　　　リライニング法

Q16-1.　床置換法（リベース）と床裏装法（リライニング）の使い分けは？

（名古屋市：T.H.）

A16-1.　完成義歯を重合するまでは，T-Cをパッキングしたt.d.で粘膜調整を行なっていて，t.d.内面のT-Cに厚みの差が生じた時に，床内面を均一な厚さにする目的でT-Cパッキング ジグを使ってリライニング（床裏装法）を行ないます。

　リベースは人工歯のみを残してレジン部の床全体をそっくり交換する方法です。従ってt.d.による動的機能印象がいよいよ完了して，義歯を最終的に完成させる時にはフラスコ埋没してリベースして下さい。この時のレジン重合を"重合くん"以外でやられては，ピタリとフィットする結果は得られないのです。

　ところで多くの先生方は，リベースとリライニングの区別が判然としていないようですので少し解説しましょう。

リベースとリライニング法

> 　粘膜面との適合が悪くなった義歯床内面を改良して，再び顎堤粘膜との適合をはかるために，よくリベースが行なわれておりますが，リベース（rebase）という用語はもっぱら床裏装法の代名詞として用いられているようであります。
> 　しかし厳密に言いますと，適合の悪くなった義歯床内面を，新しい床用材料で一層裏打ちして，再適合をはかる方法が床裏装法であり，リベースではなく，リライニング（relininng）という事になります。
> 　リベースも新しい床用材料で置き換えて，再適合をはかるものでありますが，床の上に一層裏打ちするのでなく，人工歯のみを残して床全体をソックリ新しい材料で交換するのがリベースなのであります。

Q16-2.　①T-Cが延びた所を，どのようにしてレジンに置き換えるか？

（？：H.Y.）

②上顎後縁部のT-Cが厚くなりやすいとの話であったが，この場合の対処法として，ジグ上の模型を削って同時にレジンを（床に）添加するのか？

（海部郡：A.T.）

③粘膜調整中に延びてきたT-Cの裏打ちの仕方を教示されたい。(1度石膏を流すのかどうか)
(？：K.M.)

A16-2. 延びてきたT-Cに対し，義歯研磨面から即重レジンで裏打ちして，模型材を注入し作業用模型を作ります。

　T-Cパッキング ジグ上の模型を外し，作業用模型を咬合面コアに適合させて，パッキング ジグにマウントします。t.d.の延び出したT-Cおよび裏打ちしたい部分のレジンを少し多めに削除した後，新しく即重レジンを盛り足しジグの模型に圧接して辺縁部を作って下さい。硬化後研磨し，t.d.内面の古いT-Cを全部剥がし取った後，新しいT-Cをパッキング ジグにて填入し口腔内に入れます。

Q16-3. 旧義歯使用の場合，床の裏打ちのない部分の床縁に付着したT-Cは，埋没時に変形が生じないものか？ リベースは前もって行うのか？
(広島県：M.O.)

A16-3. ご質問のようにはみ出したT-Cのまま埋没すると変形すると思いますが，この場合リベース(もしくはリライニング)のみでは満足されないと思います。勿論前もってリライニングしておくべきです。そして今までご使用の義歯をLing.O.に排列し直し，これをt.d.としてT-Cをパッキングして日常生活で使って頂き，満足が得られた時点で，"重合くん"で重合しなければ無調整義歯はできません。

Q16-4. (ビデオにて)口蓋部のT-Cがやや厚いので，石膏で処理するとの事であったが，実際にどのように行うのか？
(松本市：M.N.)

A16-4. t.d.のT-C粘膜面の唾液を良く洗い落とした後，模型材を注入し作業用模型を作ります。T-Cパッキング ジグに付いている前回までの模型を外し，義歯の人工歯をジグ上の咬合面コアに適合させて，t.d.と作業用模型をジグにマウントします。マウント後，t.d.のT-Cを全部剥がし取り，内面のレジンの新面を出して通法に従いリライニングします。以後は新しくT-Cをパッキングして口腔内に挿入します。

Q16-5. 粘膜調整でT-Cを多量に削った場合，T-Cを再裏装する時，作業用模型はどのように製作するのか？
(福山市：T.H.)

A16-5. T-C部を即重レジンでリライニングします。
　t.d.のT-C粘膜面部に硬石膏泥を流し作業用模型を作ります。これまでのジグ模型を外し，先程作り上げた作業用模型をジグ上の咬合面コアに適合させて，この模型をT-Cパッキング ジグに装着します。t.d.のT-Cを全部剥がし取り，粘膜面のレジンをスタンプバーなどで削除し，新しい面を出した後，即重レジンでリライニングします。詳しくはA16-1.をご覧下さい

Q16-6. 粘膜調整剤での粘膜調整後，リベースまたはリライニングの際，その部分をレジンに換えるのはどのように行うのか？ 全体を換えるのか，粘膜調整剤の部分のみを置き換えるのかどうか？
(？：Y.K.)

A16-6. 粘膜調整後，そのまま最終義歯にするのであれば，人工歯のみを残し床全体のレジンを交換するリベースをされる事になると思います。しかしこれまでの重合法では，リベースをした後必ず歪みが生じるために，T-コン中はピタリとフィットしていたのに，リベースしたら不適合になったという結果になる事が多いようです。リベースの時にも，カワラダ デンチャー システムに従って"重合くん"で重合するとまったく咬合に狂いは出ません。またt.d.の床面のT-Cが部分的に厚めになったり，辺縁が延び出してきたりした場合には，一部のT-Cを新しいレジンに置き換えるリライニングをすれば良いでしょう。この時T-Cパッキング ジグを使用すれば，リライニングは比較的簡単に咬合を変える事なく出来ます。まず床内面に石膏を打って模型を作り，その時の咬合面コアも採り，T-Cパッキング ジグにつけておきます。リライニングしたい義歯床面の古いレジンを一層スタンプバーで削り取り，その部分に新しい即重レジンを填入してジグに戻し硬化を待ちます。硬化後は研磨をし，引き続き粘膜調整をするのであればT-Cパッキング ジグを使って再びt.d.内面にT-Cを填入します。

Q16-7. 上下一緒に口腔内で直接裏装してはいけないか？
(鳩ヶ谷市：H.T.)

A16-7. バイトが変わらなければ良いわけですが，筆者の経験からは非常に難しいです。片顎ずつ(先に上顎から)やられる事をお勧めします。

> **Q16-8.** H-C®が白く厚くなった時のレジンの足し方はどうするのか？
> (？：T.K.)

A16-8. T-C パッキング ジグでリライニングをして下さい(詳しくは本項を熟読して下さい)。

> **Q16-9.** Ling.O.の義歯においてバイトに狂いがなければ，T-Cを使ってのリベースは可能か？
> (匿名)

A16-9. ここで言っておられるリベースというのは，リライニングの事だと思います(リベースは床全体を新しいレジンと入れ替えるもので，床の粘膜面のみをレジンで処理するのはリライニングです)。A16-1.を参照してください。
　T-Cを使ってのリライニングは可能です。

> **Q16-10.** 石膏を打って裏打ちするとは？
> (名古屋市：M.K.)

A16-10. T-Cで裏装された義歯の粘膜面に硬石膏を注入して模型を作り，T-Cパッキング ジグに装着し，模型からt.dを撤去した後，t.d粘膜面のT-Cをすべて剥し，模型のアンダーカットはパラフィンワックスにてリリーフします。

> **Q16-11.** リベース時，アンダーカットがある場合，石膏はどのように注入するのか？
> (堺市：M.Y.)

A16-11. そのまま石膏を流して問題ありません。石膏硬化後時間の経過とともに外れにくくなりますので，硬化後半日以上経過したものは20〜30分間水に浸漬してから外します。

Q16-12. ジグを用いて，人工歯のみを残すリベース，またはリライニングはどうするのか？
(大阪府：匿名)

A16-12. リベースとリライニングの区別は，前述の通りです。これまでのどの重合法を用いてリベースをしても，患者に装着する時には，床辺縁や粘膜面の当たりを削除しなければならなかったと思います。何度も申しているように床に狂いを出さない重合には"重合くん"が最高の威力を発揮するのです。

Q16-13. リライニングをするとしたら，その目安，基準は何か？
(福山市：T.W.)

A16-13. 咬合が安定した状態でT-Cが全体に分厚くなったり，あるいは不均一になったりした時です。

No.17　フラビーガムへの対応

Q17-1.　上下前歯部に広範囲のフラビーガムがある場合の印象方法は？
(大阪府：M.K.)

A17-1.　通常印象で行い，t.d.を使用しながらT-Cでフラビーガムを収縮させて行きます(文献5のP.48〜52を参照)。

Q17-2.　餅状のT-Cを填入すると，ジグ上で圧接してから口腔内に入れる場合はよいと思うが，フラビーガムのある患者には直接挿入できるのか？
(東京都：H.S.)

A17-2.　フラビーガムの症例に特別な処置をしなくても，T-コンが進むにつれてフラビーガム自身が治癒していくのが，本テクニックの優れた点の一つです。T-CでT-コンを進めて行きますと，フラビーガムのブヨブヨが徐々に引き締まってきます。

Q17-3.　フラビーガムのひどい場合や唾液の多い患者の場合，基本通りのリリーフ量，削合量でよいか？またT-Cの粉液比はどうか？　(大阪府：S.N.)

A17-3.　唾液の多い場合も本法での義歯製作には問題ありませんが，使用中の義歯を異物と感じてあまり満足していない場合には唾液が多くなります。逆にこの義歯で異物感もなく満足された方が，唾液の分泌が少なくなり，困ったと訴える事があります。フラビーガムの部分も特別な粉液比にする必要はまったくありません。同じ圧力でT-コンしていく事が重要です。さらに言えば，その部分は基礎床製作時に模型を削合して，他より圧力が大きくかかるようにした方が早く正常な粘膜にT-コンされて行きます。

Q17-4.　フラビーガムなどの隙間にナイフエッジ状にT-Cが入り込む場合は，どのように処置すればよいか？
(名古屋市：？)

A17-4. フラビーガム状態の模型を正常歯肉形態に修正してからパッキングします。

Q17-5. $\overline{3\,1|1\,3}$（咬耗が激しいが，骨植がとてもよい）残存で，上顎はフラビーガム，今までに義歯装着の経験のある72歳の患者にどう対応するか？（下顎義歯を入れると違和感を訴える）　　　　　　　　　　　　（匿名）

A17-5. 下顎が骨植よく残存しているために，上顎にフラビーガムができた旨を患者さんに説明してあげて下さい。下顎を抜歯して本システムで義歯を製作しましたら，違和感のない何でも良く噛める義歯に仕上がりますので，これからはとても楽しい食生活を送って頂けると，説明して下さい。

　年齢的にも今が抜歯の最後のチャンスである事も分からせてあげて下さい。このような患者さんの抜歯は，是非先生の手でやって頂けるよう外科も好きになって下さい。

Q17-6. ①上顎 f.d. でフラビーガムの著しい症例で吸着が悪く困っているが，どのような工夫で対処しているか？　　　　　　　　　　（静岡県：T.Y.）
②フラビーガムをこのテクニックで改善するには，どのようにするのか？　　　　　　　　　　　　　　　　　　　　　　　（名古屋市：？）（？：H.M.）
③フラビーガムでとくに上が無歯顎で，下顎前歯部が残存しており，全身状態から外科処置が不可能な患者の場合，どうするか？　（和歌山県：N.Y.）
④フラビーガムの多い粘膜には，T-Cがうまく流れないと思われるので，フラビーガムのある部分だけリリーフしてはどうか？　（名古屋市：T.M.）
⑤フラビーガムが著明な場合，粘膜面印象に対し，どのような方法で印象採得をしているのか？そしてこのケースのT-Cの粘膜調整時における注意点を教示されたい。　　　　　　　　　　　　　　　　　　（名古屋市：匿名）

A17-6. T-Cでフラビーガムを縮めて行きます。先生のこれまでのご経験で，フラビーガムのある部分だけリリーフ（無圧印象）してうまく行きましたか？

　本法では，フラビーガムのある箇所の床はむしろ沈むと推測できますので，基礎床の模型では該当部位を削除して t.d. を作り上げ，他の部分より圧迫しながらT-コンを試みて，その過程でフラビーガムの消退を計るのです。ですから外科的にオペをする必要はありません（文献5参照）。

Q17-7. フラビーガムの対処法は？
(？：T.K., Y.K.)(福山市：S.H.)(名古屋市：K.A.)

A17-7. 有茎状のフラビーガムはオペして切除します。幅広いものはそのままT-Cで引き締めて行きます。

Q17-8. フラビーガムの場合，外科処置をするのか？ する場合，最終仕上げまでの期間はどの位か？ しない場合はt.d.の製作にあたっての印象・咬合採得・調節の方法に特別な注意点はあるか？
(大阪府：K.O.)

A17-8. 本法では有茎性のフラビーガム以外は外科処置を必要としない場合の方がほとんどですが，手術した場合は術後抜糸時からT-Cを入れます。最終仕上げまでには3ヶ月程必要かもしれません。外科処置なしでやって行く方法は前述の通りです。

Q17-9. フラビーガムがある時は切除した後に治療を始めた方がよいか？
(広島県：N.K.)

A17-9. フラビーガムの形態により異なります。A17-6.～8.をご参照下さい。

Q17-10. 顎堤がフラビーガムの状態の場合，粘膜調整で治せるのか？ 治らない場合，どれくらいで見切りをつけてオペするのか？
(匿名)

A17-10. 有茎性のフラビーガムの場合のみ切除して下さい。その他の場合はT-CによるT-コンで粘膜調整されていきます。

No.18　咬合調整法

Q18-1. T-C填入後，t.d.を装着するが，その日は咬合調整を行わない方がよいのか？また次回来院時，粘膜調整と咬合調整はどちらを優先して行った方がよいか？その理由を教示されたい。
（名古屋市：T.M.）

A18-1. 咬合調整は次回に行った方が良いと思います（t.d.が安定してから）。次回来院時，粘膜に当たりがあり痛いという所を先に調整しなければなりません。ですから痛い所があれば粘膜調整を先に行います。

Q18-2. 咬合調整は3回程度でOKか？また，たとえば下顎舌側床縁の粘膜に痛みのでる場合に粘膜調整だけでよいのか？咬合調整もしたほうが良いのかどうか？
（奈良県：O.）

A18-2. 満足な結果が出るまで何回でも調整が必要ですので，多分3回程度では到底ダメだと思います。とくに最初の内は急がず一つ一つクリアーしていく事が重要です。かなりの日数がかかると覚悟を持って下さい。
　次に舌側の床辺縁が長くて痛みを訴えているのか，顎舌骨筋線部に当たりがあって痛みを訴えているのか，診査する必要があります。多くの場合，舌側の床辺縁が長いために痛みが出るよりも，顎舌骨筋線部に当たっているために痛みを発していますので，削除する部位を間違えないように。痛みを訴えた箇所を除去した後，咬合調整も行って下さい。

Q18-3. 咬合調整時，ダイヤモンドポイントで調整後研磨は必要か？
（福山市：S.I.）

A18-3. 必要です。当方ではシリコンポイント（松風社）P1，P2で行っております。

Q18-4. 咬合調整で側方運動時のチェックはしないのか？中心咬合位の決定

はいつするのか？　　　　　　　　　　　　　　　　　　（名古屋市：匿名）

A18-4.　作業側・非作業側のチェックを行って干渉部を調整します。
　粘膜調整・咬合調整を進めて，何でも食べられ，審美的にも満足して，患者の口腔諸機能が充分回復されたら，中心咬合位が確立されたという事になると思います。

Q18-5.　t.d.で発音・審美障害のあるものは，本義歯にいかないとの事であるが，その調整はどのように行うか？　　　　　　　　　　（松本市：M.N.）

A18-5.　t.d.で審美上で問題の出てくるのは，前歯の出具合についてであろうと思います。また発音障害はサ行，ラ行，拗音（キャ，キュ，キョとかシャ，シュ，ショとかの音），撥音（はねる音）などの発声についてでしょう。
　口蓋歯肉部のS隆起を増減して発音障害をクリアーして行きます。

No.19　顎位（中心位）の決定法

Q19-1.　T-Cの粘膜調整中の諸注意に『噛み合わせが狂っていた‥‥』『中心位の確立に時間がかかる』とあるが，その手順はどのようにすればよいか？
（大阪府：K.T.）

A19-1.　中心位の確立法の手順について述べます

中心位の確立法の手順

①生理的デンチャースペースを捉えた床辺縁の獲得。
②上顎口蓋後縁は口蓋小窩を含み2〜3mm延長し吸着を計る。
③下顎臼後パッドを全部覆い，顎舌骨筋線下方・後方の後顎舌筋窩までをうまく再現する。
④上記①〜③を行えば，今までの模型にはおさまらないので，延長されたt.d.が模型に入るように模型を削り，その模型で新しくパッキングする。
⑤3〜5日後，今日まで使用していたt.d.に硬石膏を流し，新しく模型を作り今までの模型と交換する。
⑥新しい模型を装着したT-Cパッキング　ジグでT-Cをパッキングして下さい。
⑦咬合にズレがないかをチェックし，またt.d.の粘膜面にT-Cの厚さの違いが出来ている場合はリライニングします。
すばらしい吸着が得られます。

Q19-2.　中心咬合位のズレ，前歯部審美性以外で何度も再排列の必要が出るような場合があれば教示されたい。
（知多郡：A.M.）

A19-2.　以前は何度も再排列しなければなりませんでした。その最大の理由は義歯床辺縁の封鎖が乏しく，義歯の咬合が安定していなかったためと思います。

Q19-3.　咬合採得後，義歯を試適した時，顎位がズレて再排列が必要なことが時々あるが，適正な咬合採得の方法は？　（愛知県：K.I.）（橿原市：H.N.）

A19-3.　タッピングをさせてズレた所が中心位と思われるのであれば，その位置でバイトさせたまま即硬性石膏（キサンタノ：硬石膏＝3：1）を頬側部から

注入して硬化後再排列しております。

Q19-4. 咬合採得（臼歯部）時，中心咬合が得られない（下顎臼歯部にレッドバイトブロックに上顎人工歯咬合面の圧痕がきれいに印されていない）場合どのような処置をすべきか？　　　　　　　　　　　　　　　（堺市：M.Y.）

A19-4. 文献5のP.8〜47を参照して下さい。
　A20-1.に解説しましたようにスキッドブロックにされることをおすすめします。

Q19-5. 水平的顎位決定の方法を詳細に教示されたい。　　　　（名古屋市：?）

A19-5. T-Cをパッキングしたt.d.を使わせて，よく噛める位置を中心位としております。Ful.O.では水平的な顎位が誤っていても咬合上の不正に表われず床縁の痛みとなってきますので，なかなかうまく調節できませんが，Ling.O.では少しの水平的な顎位のズレも咬合の不調として出てきますので，人工歯の咬合調整をして改善するのです。すなわちt.d.がよく噛めているのなら水平的顎位が正しいという事になります。

Q19-6. 咬合採得時，パーキンソン症候群患者のように，常に下顎位が左右にずれて，安定しない場合の対応について教示されたい。　　（大阪府：A.N.）

A19-6. 多分適応外だと思います。下顎の不随意運動のためT-コンするのが難しいと考えられます。

Q19-7. t.d.において，咬合採得に狂いがあった場合はt.d.を再製作しなければならないか？　　　　　　　　　　　　　　　　　　　　　（?：H.A.）

A19-7. その通りです。再咬合採得して再排列します。

Q19-8. 時々，治療中に下顎の後退が現れるとの事であるが，あのような単純な咬合採得では，当然のことではないだろうか？ （名古屋市：H.M.）

A19-8. 治療中，フリーハンドで床粘膜面にT-Cを盛り足して頂いておれば，削除したT-Cの量よりも，新しく盛り足す量が必ず多くなりますので，咬合のバランスが崩れ下顎の後退がありました。ですから下顎が後退するのは，咬合採得のやり方が悪いからではなく，T-Cでの調整が不正確だから起こる事なのです。これまでにも申しましたように，本システムの咬合採得法は，従来のやり方より大変進歩した合理的なものである事をよくお分かり下さい。

Q19-9. ゴシックアーチ採得法を併用してはどうか？ （名古屋市：H.M.）

A19-9. ゴシックアーチの描記は顎堤状態の悪い症例ではうまくとれませんので，併用する必要性を感じておりません（本当は，顎堤の悪い症例ほどゴシックアーチが必要でありますが，そのような患者に限って下顎の義歯床が安定せず，正しいアーチを描記させるのは至難の業でありますから）。

Q19-10. 下顎義歯の咬合採得の場合，前後的には中心位（下顎頭が関節窩内で最後方にある位置）を基準としている。これは再現性があるため用いられると思うが，患者にとってもっとも噛みやすい位置は，それ（中心位）よりやや前方に出た位置（健全な有歯顎時）の中心咬合位に相当するのではないかと思う。それに対する意見を乞いたい。 （津市：Y.K.）

A19-10. 臨床の場において無歯顎の咬合採得時，もっとも噛みやすい位置が中心位とか，それよりやや前方の方が中心咬合位の位置で，ここが中心位より噛みやすいとかは分かりません。ですから前方噛みさせないようにして，後方位で力を入れて噛みしめられる位置で採得しております。

Q19-11. 再咬合採得時にマイオモニターは使用するか？ （？：M.Y.）

A19-11. とくに効果が得られるとも思いませんので使用しておりません。

No.20　顎関節に異常があると思える症例の対処法

　顎位が定まりにくい(中心位が確立されない)のは顎関節(TMJ)に異常があるから‥‥？

　一般的に高度に顎堤が吸収した場合を，総義歯の難症例としています。しかし筆者は，"顎位の定まらない症例こそ総義歯の難症例である"と定義させて頂きました(文献5)。ですから顎位の定まらないのは，顎関節に何らかの異常があるものと思って(信じて)おりました。普通に治療を進めていって，なかなか顎位が定まらないケースには，下顎臼歯部をスキッドブロックにして対処しておりました。そのフラットテーブルに，上顎の臼歯人工歯の舌側機能咬頭のファセット(中心位)が得られるまでに，かなりの期間(1〜2ヶ月)を要したのであります。

　ところがt.d.で粘膜調整・咬合調整などの治療と並行して生理的デンチャースペースを捕らえるために，床辺縁の獲得と口蓋後縁の延長を行い辺縁封鎖をして義歯の吸着の向上を図り，義歯が口腔内で動かないようにすれば，顎位が定まりにくい症例が極端に減り，スキッドブロックによる治療はほとんどなくなりました。

　換言すれば，『辺縁封鎖が乏しかったために(個人トレーの筋形成が甘かったからか？)口腔内で義歯が動く事や，さらに床面と粘膜のフィットが悪く当たりがあって，その痛い所を避けて噛む事などにより，別に顎関節には異状がなくても，いつまでも顎位が定まらなかった』という事になります。

　従って，先に辺縁封鎖など，義歯の吸着を図る操作を行ってもなお顎位が定まらなければ，この段階で初めてスキッドブロックにするべきだと思います。

　また無歯顎患者の顎関節部の異常を，X線撮影で診断できないかというご質問も受けますが，現在歯科の臨床の場で行われている精度では，X線の影像から顎関節部の異常に関して確定診断を下し治療するのは難しいと言わねばならないでしょう。

Q20-1. 中心位が安定しないようなケース，クリックがあるような(顎関節に問題のある)ケースの，t.d.の咬合採得はどのように行うのか？またt.d.の調整のポイントは？
(調布市：Y.U.)

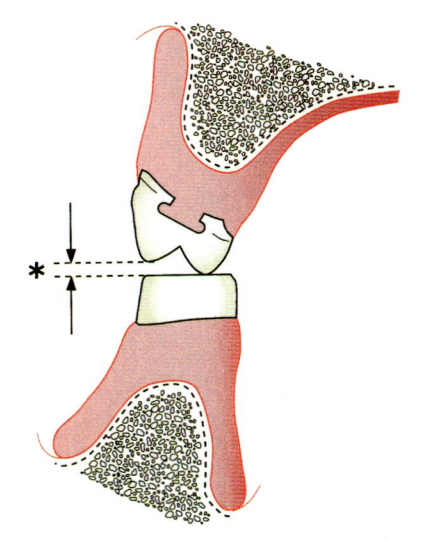

図52　下顎フラットテーブルと上顎臼歯の咬合接触状態。
＊：上顎頬側咬頭と下顎フラットテーブルは約1.0mm離開させ咀嚼時にも接触させず，上顎舌側咬頭のみタッチさせる。

A20-1.　TMJに異常を疑わせるような，咬合の定まりにくい症例においては，下顎臼歯部には人工歯排列せずに，即時重合レジン（アイボリー色）でスキッドブロック（プラットホーム状のフラットテーブル）にして治療を進め，中心位を導き出して行きます。

　咬合採得の時や，t.d.使用中に顎位が定まりにくく感じられる症例には，術者主導で中心位と思われる位置に下顎を誘導し，その位置をキープさせておいて，頬側からキサンタノを注入しバイトを採ります。

　そのバイトに基づいて咬合器にマウントし，下顎臼歯人工歯を全部撤去した後，即重レジンで臼歯部をフラットなテーブル状にしたスキッドブロックを製作し，それを日常生活に使わせます。

　上下をバイトさせた時に，上顎人工歯の舌側機能咬頭のみが，スキッドブロックのフラットな面にタッチするように咬合調整します。

　上顎舌側機能咬頭（ 7〜4│4〜7 ）がフラットテーブルに均等に当たるように調整して行きます。この時上顎の咬頭に対する下顎のフラット面にラウンドバー等で，強制的に陥凹を形成したりしてはいけません。スキッドブロックの義歯を使わせながら，フラットテーブル上に上顎の各咬頭に対するファセットを作らせるのが良く，義歯を使わせながら自然に得られたファセットが中心位と考えられるのです。

Q20-2.　(顎位が一定しない患者がたまにいるが)顎位決定のためのスプリント的な治療は行うのか？また他の方法ではどのように決定していくのか？
（広島県：H.Y.）

A20-2.　顎位が一定しない原因を診査する必要があります。

　顎関節内部に異常がないのに顎位が定まらない場合は，まず床辺縁の延長を行い辺縁封鎖をはかる必要があります。最初に上顎t.d.の後縁延長を行い，次に下顎床縁も調整して吸着の向上をはかった後，それでもうまく中心位が捉えら

れないのなら下顎臼歯部をスキッドブロックにして治療を進めております。

> **Q20-3.** 今までに非常に低い顎位の義歯を装着している患者に，基準値くらいに顎位を挙上しても，顎関節に異常はきたした経験はないのか？
>
> （京都府：S.H.）

A20-3. 平均値（36〜40mm）の範囲内にあるかを確かめて，この高さの義歯を入れた方が容貌がよくなります。

　これまでどの専門書を読んでも，咬合高径を高くするのは良くない！とタブー視されていましたが，基準値以下の患者に，そのままの高さで作りましても良く噛める義歯は作れません。少なくとも平均値内になるように，低い症例ではすべて咬合挙上しておりますが，顎関節に異常をきたした例はまったくありません。旧義歯の咬合を挙上した瞬間，どの患者さんも『あー，力を入れて噛み締められるようになりました』と言ってくれます。

　ここでもっとも確実に，挙上したい高さに咬合挙上できる方法を述べてみます（従来のように，咬合器を使ったり，パラフィンワックスや即重レジンを噛ませたりする方法では，確実にあと何mm上げるという事は困難でした。次に示すやり方は，例えば，現在の義歯の上下中切歯部の床辺縁間が34mmだから，あと3mm咬合を上げて，36〜40mmの範囲内に義歯の高さを持って行きたいというような時に便利です）。

咬合挙上法

プラスチック製のスライドフィルム枠（35mmのスライドフィルムをマウントするもの）を使います。
① スライド枠の狭い方（約7mm幅）を長さ約24mmになるように，鋏でカットし，必要な枚数を義歯の下顎臼歯の咬合面に置いて即重レジンで固定する。
　スライド1枚の厚さは約1.5mmであるから，挙上したい高さにするには，1〜2mm挙上したいのなら1枚，2〜3mm挙上したいのなら2枚というように，厚さの合計になるようにその枚数だけ重ね，大体の目安とすると分かりやすい。
② 即重レジンが硬化したら，その義歯を口腔内に入れ，咬合紙を当てながらタッピング運動させ，印記された部分をラウンドバーで削り，陥凹をつけていく。この操作を3〜4回繰り返し行い，求める高さになるよう咬合調整し，咬合の安定を図る。
③ 望む咬合高径が得られたら，顔面正中線と口唇接合線をマジックペンで義歯の唇側面に記入しておく。
④ その高さでバイトさせたまま，頬側よりキサンタノを注入しバイトを固定する。
⑤ キサンタノ硬化後口腔外に取り出し，そのまま咬合器に装着し，その高さで新しく人工歯を排列すれば求める咬合高径が得られた事になる。

Q20-4. 顎関節障を有する患者ではTMJに顎位の偏位があると思うが，人工歯の排列をしなおす例はないのか？　　　　　　　　　　　　　（吹田市：K.K.）

A20-4. いわゆる中心位の定まっていない，顎関節に障害があるような患者は，とくに本法をやり始めた経験不足の頃には，何度となく再咬合採得，再人工歯排列の繰り返しを余儀なくされたものです。多分中心位が定まっていないからだと考えられますので，t.d.の臼歯部を人工歯ではなく，平坦なスキッドブロックにして上顎臼歯舌側咬頭が常に当たる位置を探し出してから，下顎臼歯を排列しています（スキッドブロックについては，文献5に詳説しています）。

　t.d.を使って頂くうちに，咬合位が信じられない位変わってくる事があります。その時はこちらが正しいと思われる噛み合わせの位置で，上下の義歯のバイトを取り（左右の頬側からキサンタノで固定する。詳しくは文献5を参照）ラボサイドで人工歯の排列をし直してもらいます。もし診療時間内に出来ない場合，患者は歯なしで生活しなければならない等という事のないようその対策もお考え下さい。

Q20-5. 顎関節に異常のある患者の咬合採得はどのようにして行ったら良いか？　　　　　　　　　　　　　　　　　　　　　　　　　　（埼玉県：T.I.）

A20-5. 顎関節に異常を呈している患者は，本法による咬合採得の際（上顎は人工歯を基準値に排列しておき，下顎はロウ堤の状態）下顎臼歯部の圧痕が噛む度に違ってきます。このような症例はTMJに異常があると考えられますので，完成までに長期間要する（正しい中心位を探るのに手間取る）と思って下さい。これらの症例ではt.d.の下顎臼歯部に人工歯を並べず，即重レジンでスッキドブロックを作り，上顎舌側機能咬頭が点状に当たる部位を探り出して行きます（詳しくは文献5をご参照下さい）。

Q20-6. 咬合が不安定な時，t.d.の下顎臼歯部をフラットテーブルにする方法をどう考えるか？　　　　　　　　　　　　　　　　　　　　　　　（匿名）

A20-6. フラットテーブルをスキッドブロックと呼んでおりまして，咬合が安定しない，いわゆるTMJに異常が認められるような時に用います。A20-1.に詳しく書きました。文献5を是非お読み下さい。

No.21　T-Cによる粘膜調整法

Q21-1.　粘膜の厚さとT-Cとの関係はないのか？　　　　　　　　（福山市：K.O.）

A21-1.　粘膜が厚くブヨブヨしているほど，T-コンする時間が長くなると思います。粘膜の厚さとT-Cの種類は関係ないと思います。

Q21-2.　粘膜面を軟性材料で貼り，アンダーカット部を利用すれば結果がベターではないか？　　　　　　　　　　　　　　　　　　　（相模原市：T.Y.）

A21-2.　軟性レジンは半永久性という事で市販されていますが，残念ながら劣化しやすいく，ましてプラークコントロールが悪いほど劣化が早まります。

Q21-3.　抜歯窩や陥没した歯槽堤に入り込んだT-Cの処理はどうするのか？　　　　　　　　　　　　　　　　　　　　　　　　　　　　（調布市：Y.U.）

A21-3.　焼き取って下さい。

Q21-4.　(ケースによって違うだろうが)平均的な回数並びに期間はどの位か？また最初の粘膜調整時は，患者にかなりの疼痛や違和感を与えるものか？　　　　　　　　　　　　　　　　　　　　　　　　　　　　（名古屋市：？）

A21-4.　長く不適合な義歯を使用していた場合には，中心位を導き出すのに時間がかかります(3ヶ月以上)。通常3〜5日間隔で来院して頂き，粘膜調整・咬合調整・床の延長等をして，患者の満足度をみながら完成させていきます。ですから段々に適合が良くなっていくものですが，最初がとくに苦痛であるという訳ではありません。初回のt.d.セット時の手順(フィットテストを繰り返し，痛みの出そうな箇所を充分削除しておくetc.)をしっかりマスターして実行すれば，きっとデンチャーワークが楽しくなられると思います。

Q21-5. T-Cは機能印象時，疼痛箇所のみ調整しているが，他の部分は最後まで交換しなくてよいか？
(神奈川県：T.D.)

A21-5. 本システムでは毎回交換いたします。

Q21-6. 粘膜調整時，レジン露出部の削除量は1mm程度でよいのか？
(広島市：H.Y.)

A21-6. 1～1.5mm程度で良いと思います。

Q21-7. T-Cを填入した日からすぐ歯ブラシで粘膜面を磨いてよいか？
T-Cをパッキングした日から入れたまま就寝してもらった方がよいか？
(広島県：N.T.)

A21-7. 食事後や間食後，毎回流水下で歯ブラシを使ってゴシゴシ表も裏も洗っていただいた後，t.d.で就寝してもらう事が大切です(人は夜睡眠中に，思わぬ力で歯を食い縛っている事があり，この時の咬合圧でT-コンされているのが分かったのです)。

Q21-8. T-Cを延ばしていく場合の注意点，とくに翼突下顎隙の処理について(スライドでは)ほぼ合格で，このまま義歯を完成してもよい状態で，T-Cを填入しているように思われるがやはり最初の印象がポイントであろうか？
(海部郡：A.T.)

A21-8. 粘膜調整を続けて行くと，粘膜面が変化しT-Cが厚くなってくる場合があります。この時には一度リライニングして，そのジグ模型を使い新しいT-Cをパッキングしたらもっと強力な吸着が得られます。
　おっしゃられるように最初から細心の注意を払って，できる限り大きな範囲で忠実に顎堤の形態を捉えておけば完成までの期間は短縮されます。

Q21-9. t.d.からのT-Cの除去法を教示されたい。薄ければ問題ないと思う

が，厚い場合はバーに絡み付いて取れにくい上，一皮削るようにしないと除去できない。簡単な方法はないか？　　　　　　　　　　　　　　　　　　（大阪府：A.S.）

A21-9.　キングスレー（スクラッパー）#2，3，4（耳掻きの大きいようなもの）で，こそぎ取って下さい（スタッフに任せて，早く出来るように工夫してもらって下さい。慣れてくるとそれ程時間は掛かりません）。

Q21-10.　H-C®の粘膜面は比較的粗く，ビスコゲルの方が滑沢な面が得られると思うが，どんなものか？　　　　　　　　　　　　　　　　　　（相模原市：T.Y.）

A21-10.　H-C®とビスコゲルを比較した場合に，H-C®の粘膜面が粗いというのは正確ではありません。多分その義歯が早期接触などがあり，床面が粘膜にピタリとフィットしていないために，滑らかな状態にならなかったのだと考えられます。ビスコゲルは透明で滑沢な面が得られますが，
　①経時的にかなり短時間で硬くなります。
　②操作時間が短い。
　③価格が高い。
　等々の欠点があります。

Q21-11.　H-C®と同様の他の材料を使用してはいけないのか？またその併用はどうか？　　　　　　　　　　　　　（安城市：T.I.）（名古屋市：?，Y.I.）

A21-11.　パッキングしたT-Cが，経日的に同じ軟らかさ（毛細血管の血流を障害しない硬さ）であれば他の材料でも良いと思います。また治療はじめの床が粘膜面に強くあたる所をはっきり区別するためには，白色系のT-Cが良いでしょうし，T-コンが進んできたら，そのツヤにより完了具合が判別できるH-C®を使うというように併用されるのが良いでしょう。我が国で発売されていると思われるT-Cのリストを表6に示しておきます。

Q21-12.　新しく盛るT-Cの硬さは混合後4～5分待った餅状程度か？T-Cの粉・液を振りかける方法はやめた方がよいか？　　　　　　　　　　　（名古屋市：?）

表6 粘膜調整剤（ティッシュ・コンディショナー）の種類

商品名	メーカー	粉量	液量	混和，重合時の色調	1セット（定価）
ハイドロキャスト	K.D.S社	6oz	4oz	半透明	￥4,650
ライナル	コーク社	120g	90ml	半透明（少し黄色目）	￥5,500
T-C	松風社	120g	100ml	白	￥5,800
T-C	ニッシン社	100g	100cc	白	￥6,000
ソフトライナー	GC社	100g	100g	半透明	￥6,550
ソフトコンディショナー	GC社	90g	100g（103ml）	白	￥6,550
デンチャーソフトI	亀水化学工業	100g	80cc	白.ピンク.透明	￥6,000
フィットソフター	三金社	100g	100ml	暗ピンク→（経日的）→ピンク	￥7,430
コー.コンフォート	コー社	170g	177ml	半透明	￥11,500
ビスコゲル	A.D.H社	120g	90ml	透明	￥12,000
フィット	カー社	170g	177ml	白	￥16,500

A21-12. 古いT-Cの上に部分的に新しく盛るのはいけません。床面のT-C全部を剥しとり，粉液比は1：1を守って重合してジグを使ってパッキングして下さい。粉・液を振りかける事はダメです。T-Cの硬さに違いが出ます。粉液を混合してから填入するまでの時間は，H-C®は10分程，ビスコゲルは5分程，松風は5分以内が目安となります。

Q21-13. T-Cのパッキングは，f.d.の場合とp.d.（コーヌス）の場合と，それぞれの違いはどうか？　　　　　　　　　　　　　　　　　（羽曳野市：Y.K.）

A21-13. p.d.はフリーハンドでよろしいです。クラスプ義歯の沈下に注意して下さい。当方ではp.d.の場合は床辺縁が獲得された後，ビスコゲルをメーカー指示の粉液比で填入し，翌日か翌々日に預かっております。

Q21-14. ①T-Cの調整の間隔は何日おきか？　　　　　　　　　　（？：A.N）
②t.d装着後，来院させる間隔等，具体的なタイムスケジュールを教示されたい。　　　　　　　　　　　　　　　　　　　　　　　　　（名古屋市：N.A.）

A21-14. 3〜5日に一度来院して頂きます。中心位が確立されてきたならば週に一度くらいでも良いでしょう。

Q21-15. T-Cをオーバーデンチャーに応用できるか？ （滋賀県：T.K.）

A21-15. オーバーデンチャーにも応用できますが，片側孤立歯では難しいかもしれません。歯根膜受容のため中心位が定まりにくいのです。
　でもどうして抜歯するという選択をされないのでしょうか？

Q21-16. t.d.の粘膜面の調整にフロートコントロールは使用するのか？
（東小金井市：T.K.）

A21-16. 現在（この10年間）は使用しておりません。H-C P.では，3，4滴T-C粘膜面に滴下して筆で均等にのばして塗布していたようです。このものの働きは新旧のH-C®の境目をスムーズにするためのものです。
　カワラダ デンチャー システムでは床粘膜面の調整の都度，新しいT-Cと入れ替えておりますのでフロートコントロールは使う必要がありません。

Q21-17. t.d.を装着後で痛みがある時，口腔内でT-Cを盛る場合，ウェッテング・エージェントは使用しても良いか？また多くT-Cを盛り過ぎたため内面より溢れた余剰はどうするのか？ （名古屋市：K.A.）

A21-17. かなり以前よりウェッテング・エージェントは使用しておりません。これは界面活性剤の一種で，重合したT-Cを手や器具にくっつかせないためですが，パッキング ジグでパッキングして頂きましたら，それ程手につく事もなく当剤は必要ないと思われます。
　内面より溢れた余剰の部分は，通常のように熱したスパチュラで移行的に焼きとって下さい。

Q21-18. 全身疾患（とくに糖尿病など）のある人は，歯槽堤状態が変化しやすいと思われるが，通常T-Cはどれくらいもつか？また不適合になった場合，初めから作製し直しになるのか？ （京都府：K.K.）

A21-18. 全身疾患のある場合，確かに歯周疾患などは明らかに発症しやすいのですが，内科的な疾患があるためにT-コン中に歯槽堤の状態が変化したと

いう経験はまったくありませんので，その懸念はあまりする必要はないと思います。T-Cのもちはプラークコントロールの状態にもよりますが約2週間が限度です。また何がどう不適合になるのかはっきりしないのですが，t.d.の床縁を延ばしたりリライニングしたりして，調整して行かれたらよろしいので，始めから作り直ししなくて良いでしょう。

　全身疾患とはまったく関係ありませんが，T-Cに過敏な人がおられますので，その人の好みに合わせて各種を使い分ける必要があります。

Q21-19. 義歯洗浄剤（市販）の使用でT-Cの性質は劣化しないか？
(いわき市：M.T.)

A21-19.　T-コン中は義歯洗浄剤を使用しません。歯ブラシを用いて流水下で裏も表もゴシゴシ清掃して頂くのがもっとも清潔に保てると思います。

Q21-20. T-Cは口腔内でどのくらい（何ヶ月位）安定しているか？
(名古屋市：匿名)

A21-20.　プラークコントロールの状態にもよりますが2週間前後と思います。ただし動的機能印象採得は，新しいT-Cをパッキングした後，3～5日後が一番美しい粘膜面を呈しております。

No.22　T-C填入後の異常

Q22-1.　T-Cが厚くなった時，模型は再製するのか？　　（和歌山県：N.Y.）

A22-1.　T-Cの厚くなったt.d.の床面に石膏を盛って，T-Cパッキング ジグでリライニングします。その石膏模型を新しくジグ（前の模型は捨てて下さい）につけます。

Q22-2.　T-C印象面に石膏を注入して，模型を製作すると石膏面が荒れる（細かなツブツブが多くできる）というクレームがよくつく原因と解決法は？
　　　　　　　　　　　　　　　　　　　　　　　　　　（㈱東京歯科産業：H.S.）

A22-2.　T-Cをパッキングしたt.d.の使用時間が短い場合（2日間以内）では石膏面が荒れて出てきます。3〜5日間使用後でしたら，T-Cの粘膜面がキレイにT-コンされてきますので，この時点での石膏面はなめらかになります。

Q22-3.　上顎口蓋後方部にT-Cを使用中，小唾液腺による表面の小さな穴が印記されるが，それは完成義歯にそのままコピーした方がよいか？
　　　　　　　　　　　　　　　　　　　　　　　　　　　　　（広島県：N.K.）

A22-3.　小唾液線による小さな穴と思われているようですが唾液線の穴ではありません。咬合干渉により義歯がゆすられる場合には多数の小さい穴が出現します。この時のT-Cの色はすんだ透明ではなく，うす白くにごっていると思います。中心位を確立し咬合干渉を調整すれば，これらのアバタはきれいになくなり色調も澄んでツヤが出てきます。

Q22-4.　スライドにて，臨床初期の頃のH-C®が白っぽいのがよくないとの事であったが，何故そうなったのか？　　　　　　　　　（大阪府：K.O.）

A22-4.　t.d.を使用時に中心位が確立され，良く噛めていれば咬合圧が加わり

きれいな T-C 粘膜面となります。多分それが不充分だったからでしょう。

> **Q22-5.** H-C®がボソボソで硬く，汚くならないようにするにはどうしたら良いのか？また T-C に色が着く原因は何か？　　　　　　　　　　　　　　（？：T.K.）

A22-5.　中心位が得られてないのと清掃の不備からだと思います。T-C のような材質のものは，細菌の培地みたいなものです。プラークコントロールを徹底させて下さい。また，着色の原因は下顎の t.d. が浮き上がっているからです。食事中にいろいろな物 (コーヒー，みそ汁，たばこの煙等の着色の原因物)が，床の下に入るからです。

> **Q22-6.**　H-C®が全体的に白っぽい場合の対応は？　　　　　　（広島県：M.Y.）

A22-6.　多分前方位で噛んでいるか，中心位が確立されていない時とかには咬合圧がかからず，T-C 粘膜面はツヤがなく白っぽくなります。中心位が確立されたましたら，H-C®には咬合圧が加わりますのでツヤがでて透明感を帯びてきます。

> **Q22-7.**　T-C の不潔はマテリアルの疲労と思っていたが，清掃不足が原因であるのだろうか？(Dr. 横田亨は，マテリアルの使用法の誤りだ！と言っておられたが‥‥)　　　　　　　　　　　　　　　　　　　　　　　　（名古屋市：M.S.）

A22-7.　貴見の通りであると思います。さらに T-C が劣化して汚れてくるのは清掃の不備に加えて，t.d. の適合が悪い場合には，食事の度に床の下に食物残渣が入り込んでいるので，これが原因となるようにも考えられます。ですからT-コン中の T-C の床面の汚れ具合で，床がピタリとフィットしているかどうかの判定が出来る訳です。歯科雑誌に，とくに下顎の床内面の T-C が汚らしく (多分味噌汁やコーヒーやタバコの煙が常に入り込んでいるので)濁って色づいている義歯内面の写真が掲載されているのをご覧になった事はありませんか？

　うまく T-コンされている義歯床内面の T-C の状態をしっかり把握しておいて下さい。

Q22-8. T-Cの失敗例のアバタのスライドで，修正し直したケースもあったが，その方法を教示されたい。　　　　　　　　　　　　　　（名古屋市：T.M.）

A22-8. 　中心位の確立と干渉部の咬合調整です。

Q22-9. 　上顎後縁のT-Cに時々気泡（紡錘形）が入るがその原因は？
　　　　　　　　　　　　　　　　　　　　　　　　　　　　（名古屋市：？）

A22-9. 　義歯が動いているためです。

Q22-10. 　T-Cが剥がれる時があるが原因には何が考えられるか？
　　　　　　　　　　　　　　　　　　　　　　　　　　　　（名古屋市：？）

A22-10. 　基礎床にプラークがついているからだと考えられます。

Q22-11. 　アバタが出来た場合の調整は？ 厚くなり過ぎた部分はどう処理するか？　　　　　　　　　　　　　　　　　　　　　　　　　（大阪市：？）

A22-11. 　T-Cの床面にアバタが出来るのは，咬合が正しく中心位を捉えていないからと考えられますので，咬合調整で修正出来るか，再咬合採得をしなければならないか診査する必要があります。干渉部の削除調整を行い厚くなり過ぎた部分はリライニングします。

No.23 下顎義歯が外れる・浮き上がる・飛び出す原因と対策

Q23-1. 下顎 t.d. に T-C を填入した状態で，どうしても浮き上がる場合の対処法は？ （？：T.K.）（海部郡：A.T.）

A23-1. 下顎義歯が何故外れ，浮き上がるのか，その原因を追究して下さい。t.d. が浮き上がる原因として考えられるのは，
　①床外形線が長すぎる。
　②辺縁封鎖が乏しい。
　③下顎前歯が唇側へ寄りすぎ。
　④臼後パッドを覆っていない。
　⑤後顎舌骨筋窩を捕らえていない。
　⑥舌房が狭い (Ful.O., 無咬頭歯使用時)。
等々ですのでそれらの改善を計って下さい。

Q23-2. 前方・側方運動しても，義歯が外れることがないようであるが，排列時に調整弯曲が付与されているのか？ （滋賀県：T.K.）

A23-2. 多少調整弯曲が付与されております。

Q23-3. 口輪筋の緊張が非常に強くて，義歯を外す力が常に加わる場合の対策は？ （西春日井郡：M.K.）

A23-3. 下顎前歯の排列位置を考えて下さい。口腔前庭唇側最深部より下顎切歯を唇側に出ないようにすれば良い訳です。しかし審美的な観点とか患者の希望とかで上顎前歯を前へ出さねばならないケースでは，どうしても下顎切歯が唇側に出てしまう場合があります。筆者はこんな時は2通りの義歯を作って，どちらを取るか患者本人に選んでもらっています。審美を優先するか，義歯を安定させる方を優先するかの問題という訳で，本人に選択して頂くと後日のク

レームを防げると思います。

下顎義歯が浮き上がる・外れる・飛び出す原因と対策

1. 舌房と下顎臼歯の排列がマッチしているか？‥‥舌房より狭くないか
   義歯の咬合様式がFul.O.か，Ling.O.か？‥‥舌房の広さ → Ful.O.＜Ling.O.
2. 顎堤アーチが上顎より下顎の方が大きい症例で，歯槽頂を優先して排列した場合‥‥臼歯の排列が後方拡がり（逆ハの字）となると，下顎義歯がピッチング（波の上の舟）する。→ 正常の（解剖学的）デンタルアーチに修正排列

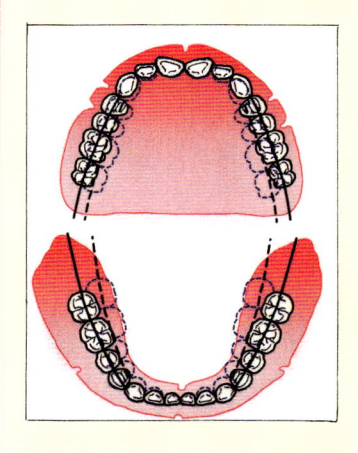

図53　上顎より下顎のアーチが大きい場合。
　　　下顎歯槽頂に沿って排列し，後方拡がり（逆ハの字型）のアーチとなれば下顎義歯は安定しない（波の上の舟）。

3. 床辺縁の長さが適切か？‥‥長くても，短くても外れる
   ＊床辺縁の長さが適切か不適切かの診査
   　①口輪筋　②咬筋・頬筋　③顎舌骨筋線と後顎舌骨筋窩　④小帯
   ＊下顎臼歯舌側の顎舌骨筋線の下後方の後顎舌骨筋窩部（スロットフォーム）の形態をうまく再現しているか！
4. 下顎前歯の排列位置は？‥‥下顎歯肉唇移行部最深部より下顎前歯が出過ぎていないか？（ClassⅡの場合は注意）

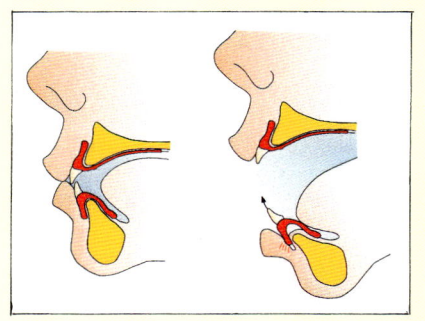

図54　下顎前歯の排列位置が唇側に出過ぎた場合。
　　　患者さんが要求する位置に前歯を唇側に出して排列すると$\overline{1}$が歯肉唇移行部最深部より唇側に出る（左）。
　　　開口時に口輪筋の緊張により下顎義歯が浮き上がる（右）。

5. 義歯床が臼後パッドを覆っているか？‥‥臼後パッドを覆っていなければ，口を開けたら浮き上がる，唐揚げを食べたら外れる。
6. 義歯の咬合高径が適切な高さの範囲内にあるか？
7. 臼後パッドを覆った基礎床と上顎結節を覆った基礎床とが当たっていないか（2mmの間隙があるか）
8. 中心位が確立されているか？‥‥バイトが狂っていないか？

No.24 治療用義歯による動的機能印象採得

Q24-1. 調整中，就寝時はどうすればよいか？ （？：S.Y.）

A24-1. 就寝時にも装着して頂くのが大事なことです。t.d.を入れたままで夜間就寝してもらって粘膜面を印象採得します。夜間にt.d.を装着したままで寝られないと患者が言うようなら，何か義歯を外したくなる理由があるはずです。その原因を追求して除去（クリアー）する事が，患者に満足して頂ける義歯作りに密接に繋がっているのです。夜間寝ている時には，昼間には想像できないような力で噛みしめたりしており，それがT-コンの助けになっているのです。

Q24-2. t.d.を作らず，旧義歯を使ってT-Cを盛る症例もスライドに出ていたようであるが，この場合旧義歯の内面は削るのか？削るとすればどの程度か？ （名古屋市：M.S.）

A24-2. 旧義歯の内面は原則としては削りません。ただしT-Cの付着をよくするために新面を出す程度にごく浅く削ります。

Q24-3. 旧義歯を利用してのH-C P.はどうか？ （福山市：K.O.）

A24-3. 旧義歯の咬合様式がLing.O.であれば，H-C P.にもカワラダ デンチャー システムにも応用可能ですが，カワラダ デンチャーでやって頂いた方が成功率はウンと高くなります。

Q24-4. ジグを使用する時，T-Cに均一の（1.0mm位の）厚みが得られない時，床面のレジンはラボで削って再びジグに装着して操作を進行してよいと思われるがどうか？

A24-4. t.d.の床面に石膏を打ち，人工歯の咬合面のコアを取ってT-Cパッキング ジグに装着して，t.d.内面にT-Cを填入する訳ですので，必ず1.0mm前後

の均一なT-C面が得られます。ラボで床面を削ってもらう必要はありません。

> **Q24-5.** t.d.調整中に頰側に食物残渣が停滞しやすい場合，積極的にどんな操作をすればよいか？ デンチャースペース等の関連より教示されたい。
> （名古屋市：？）

A24-5. t.d.使用中に発声がうまくできないとか，審美的にイマイチとか，食物残渣の停滞があるとかの批判をしてもらいながら調整を重ねて満足して頂けるものにしていく訳です。ご質問のように頰側に食物残渣が停滞する時は，t.d.の頰側にフィットチェッカーを盛り口腔運動をさせた後，フィットチェッカーの厚みを診査後，厚い部分に即重レジンを盛って下さい。生理的デンチャースペースを個人トレーで印象採得するのは難しいものです。t.d.床縁のT-Cのはみ出し状態から診査し，床辺縁の延長獲得を行って下さい。

> **Q24-6.** 残存歯の抜歯後，T-Cを来院毎に粘膜調整した後，いつ頃t.d.を預かればよいか？
> （匿名）

A24-6. t.d.を使って咀嚼・審美・発音等の機能が充分満足されている事が確認されたなら，前回のT-Cを剥がし取り，新しいT-Cをパッキングして3〜5日後にt.d.を預かり最終義歯を製作します。

No.25 "重合くん"による最終義歯の製作と技工操作

Q25-1. 最終重合用のレジンは今までのレジンと比較してどう違うのか？(加圧させるために使用しているのか？ 加圧ならイボカップ等はどうか？)
また他のレジンを使用した場合はどうか？
(広島県：匿名)(名古屋市：T.M.)

A25-1. 重合器(重合くん)は加熱重合レジンであればメーカーを問いません。当方の重合試験では、イボカップシステムはレジン重合時に人工歯が引かれ負の値が出ております。重合精度については『医歯薬出版：アドバンスシリーズ3, 監修：石川達也, 内田安信, 他, 編集：平沼謙二, 奥野喜彦, 他, 欠損歯列・無歯顎の診断と治療, (P.165〜178, 1995年)』を参照下さい。

Q25-2. H-Cマシーンの代わりにイボカップ重合器(白水)を代用しても良いか？ 重合精度はどちらがよいか？ (奈良県：K.A.)(兵庫県：M.O.)

A25-2. イボカップの重合精度は良くありません。追加レジンの注入が重合に追いつかないので、人工歯が引かれてマイナスの値になります。咬合器は浮き上がりませんが、義歯の高さが実際より低くなりますので結局適合の良い義歯には仕上がりません。
　現在世界の歯科界で使用されている重合器で、『もっとも精度の高いのは、当社の水圧加熱精密重合器"重合くん"である』と確信を持って言えると思います。
　H-Cマシーンはかなり精度の良い重合器ではありますが、"重合くん"にはとても及ばないでしょう。前出医歯薬出版の本(アドバンスシリーズ[3])で確かめて下さい。その一部を図55に示しておきます。

Q25-3. t.d.重合時にベースプレートはそのまま使用するか？ (？：M.N.)

A25-3. 人工歯はそのまま使用しますがレジンはすべて入れ替えます。

実験条件

	重合方式	加熱温度	時間	加圧または注入圧	冷却
A ———	湿熱式	20〜100℃	1.5hr	—	徐冷
B ······	湿熱式	70℃	12hr	—	徐冷
C ———	IVOCAP	100℃	45min	6kg/cm²	徐冷
D ------	Hydro-Cast	200○F (93.3℃)	2hr	300psi (21kg/cm²)	徐冷
E —·—·—	重合くん	90℃	3hr	25kg/cm²	徐冷

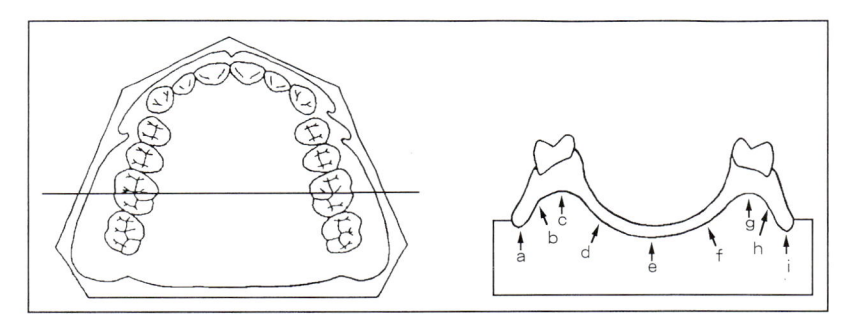

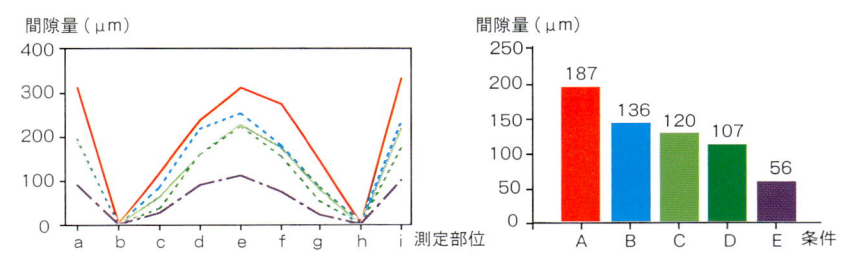

図55 各種重合法（A〜E）の違いによる無歯顎模型による（上顎）義歯床の重合程度の比較。
上：切断部位（左）と測定部位（右）
左下：部位別間隙量
　　—— A：20〜100℃, ······ B：70℃, ——— C：イボカップ, ------ D：H-C,
　　—·—·— E：重合くん
右下：条件A〜Eの測定値の平均値

Q25-4. 従来のレジン重合法では変形（歪み）があると思うが，このmethod (H-C) を従来法で重合することは無理か？　　　　　　　　　（大阪府：I.Y.）

A25-4. 無理です。従来法で重合すれば，重合歪みが出て重合後必ず咬合調整と床辺縁の削除が必要となり，t.d.でせっかく適合の良い，良く噛める義歯に調整しても"元の木阿弥""血と汗の結晶が一夜にして水泡に帰す"ことになります。無調整義歯を装着するためには"重合くん"が絶対に必要です。

Q25-5. （完成義歯の重合の際，粘膜面のレジン収縮が少ないとのことであるが）硬石膏の浸水性とダイヤフラムワックスとの関係について何か文献的なもの

はあるか？またイボクラーの重合システムについてどのように評価しているか？　　　　　　　　　　　　　　　　　　　　　　　　　（名古屋市：Y.M.）

A25-5.　　石膏とダイヤフラムワックスとの関係についての文献などは分かりません．ダイヤフラムワックスがレジンと置き換わり，その面に約2トンの水圧を掛けますので，模型の粘膜面にも同じ圧力が加わります．この水圧を支えるために，フラスコの上輪と下輪には約7トンの油圧を掛けながら重合します．この物理的な力により，模型の粘膜面とほとんど誤差のない義歯内面が得られるのです．

　一方，当方でのイボカップシステムの重合実験では，小臼歯部で負の値が出て（P.147，図55参照），精度的にこのシステムはそれ程優秀であるとは言えないと思っています．詳細は前出医歯薬出版のアドバンスシリーズ[3]を参照して下さい．

Q25-6.　　義歯のフラスコ埋没時，ダイヤフラムワックスを貼付する理由，レジンのバリを出す理由は？　　　　　　　　　　　　　　　　　（名古屋市：T.M.）

A25-6.　　埋没，流蝋，レジン填入の後，フラスコの上部の穴からポンプで水を送り込み，フラスコ上輪内部の圧力を20kg・重／cm^3（フラスコ全体では約2トンの水圧，さらにそれを押えるために上輪と下輪に約7トンの油圧をかける）まで上昇させます．その圧力をフラスコ下輪に逃がさないように一次埋没した義歯の周囲の石膏の部分に，ダイヤフラムワックスを一枚貼付（→Eジン）します．このダイヤフラムワックス1枚分がレジンに置き換わるわけですから，決して浮き上がりによるバリではありません．

Q25-7.　　t.d.を仕上げの義歯に換える時，レジン床の場合やはり人工歯のみ残してレジン部はすべて置き換えるのか？その時研磨面の形態はどのようにあらわしていったらよいか？　　　　　　　　　　　　　　　　　　　　（？：Y.K.）

A25-7.　　t.d.で満足した研磨面を再現しなければクレームがつきます．ボクシング後，研磨面の形態をシリコーンパテタイプで印象するか，石膏コアを採得しておき歯肉形成時に適合させながら行います．

> **Q25-8.** 最終義歯製作の時，G-Cのマイクロウェーブを使ったレジンではよくないか？
> （広島県：M.Y.）

A25-8. 良くないと思います。

> **Q25-9.** 最終重合の製作法が理解しにくかったので，その詳細について教示されたい。
> （大阪府：N.）

A25-9. 本システムにおける，作業用模型製作から最終義歯製作までの手順の概要(人工歯は硬質レジンを使用)をまとめてみます。
　　①t.d.の人工歯と作業用模型の位置的関係の記録の保存。
　　　　ⓐ咬合面コアの採得
　　　　ⓑt.d.の咬合器装着
　　　　ⓒ咬合面コアの咬合器装着
　　　　ⓓt.d.研磨面の印象採得
　　②作業用模型からt.d.を撤去し，人工歯列をアーチ状に切り取る。
　　③切り取った人工歯列を咬合面コアに正しく戻し，t.d.研磨面のシリコーン印象を使って，ワックスを築盛し，研磨面の形態を再現して歯肉形成を完了する。
　　④専用フラスコへ(三次)埋没し，流蝋，分離剤の塗布後，前歯部にポーセレンライナーを塗布しレジン填入を行う。水圧加熱精密重合器("重合くん")で重合して，徐冷後義歯を取り出し研磨完成する。
　　⑤患者への無調整義歯の装着。
　文献4を参照して下さい。その上で当方の実技・実習に是非御参加下さい(一目瞭然！)。ある新しい技術を習得するには，直接目で確かめて術者の技を盗むのが上達の最短距離です。

> **Q25-10.** T-Cを粘膜調整材からレジンに最終的に置き換える場合，硬さが増すので，その分痛みが生じやすくなることはないか？
> 　基礎床を作る時のように歯槽頂などをリリーフしないのか？
> （富士市：T.K.）（十和田市：N.Y.）

A25-10. t.d.でピタリとフィットして痛みを感じていないのなら，最終的に

硬いレジンに置き換わっても痛みを生じる事はありません。何故なら"重合くん"はt.d.をそっくりそのまま完成義歯に移行させられる重合器だからです。リリーフも行いません。t.d.でT-コンしたものを最終義歯の印象面と致しますのでリリーフは必要ありません。

> **Q25-11.** 歯肉色は(各個人によって違いがあるが)どんな色のレジンを用いるか？　　　　　　　　　　　　　　　　　　　　　　　　(大阪府：M.K.)

A25-11.　"重合くん"は加熱重合レジンのメーカーを問いません。患者が一番好む色調のレジンを御使用下さい。

> **Q25-12.** 填入時のレジンの量が多い少ないというトラブルはないのか？　　　　　　　　　　　　　　　　　　　　　　　　　　　(寝屋川府：K.T.)

A25-12.　マニュアル通りに計量して頂ければレジンの過不足による失敗はまずありません。

> **Q25-13.** "重合くん"を使用した場合，義歯の内部応力の開放による義歯の変形についてはどのようになっているのか？　　　　　　(福井市：S.K.)

A25-13.　レジン重合後，フラスコを重合器にセットしたまま極めてゆっくりと放冷(必ずレジンを填入・重合した日の翌日掘り出す)する事でアニーリング効果により，残留内部応力そのものを可及的に小さくしております(加圧下で長時間放冷)。

> **Q25-14.** 最終義歯完了後，フラスコから開輪するが，リマウント後の浮き上がりはどの程度か？　　　　　　　　　　　　　　　(大阪府：M.K.)

A25-14.　リマウント後のガイドピンの浮き上がりは100μm以内です。
　だから無調整総義歯の装着が可能となったのであります(図55参照)。

表7 Hydro-Cast Program Machine VS "重合くん"

Hydro-Cast Program Machine	重合くん
1) フラスコプレス　3000〜4000psi　（3〜4ton） 2) 義歯の研磨面から粘膜面方向に300psiの水圧を加える（フラスコ全体に約1.5ton） 3) 義歯の人工歯側から加熱 　⇒インサイザルガイドピンの浮き上がり300μm前後 4) 専用の加熱重合レジンのみ使用 5) 加熱スケジュールの対応に限界がある 6) フラスコセット操作が煩雑 7) オイル漏，圧力低下などのトラブル多発	1) フラスコプレス　150〜200kg／cm²　（6〜7ton） 2) 義歯の研磨面から粘膜面方向に20〜25kg／cm²の水圧を加える（フラスコ全体に約2ton） 3) 義歯の粘膜面から加熱 　⇒インサイザルガイドピンの浮き上がり100μm前後 4) すべてのアクリリックレジンの重合可能 5) 種々の加熱スケジュールに対応可能 6) フラスコセット操作が簡単 7) トラブルなし

Q25-15.　H-C P.の水圧加熱精密重合器以外で，それに代わるようなものはないか？
　　　　　　　　　　　　　　　　　　　　　　　　　　（名古屋市：H.S.）

A25-15.　残念ながらありません。現在ではアメリカ製のH-Cマシーンよりも"重合くん"の方が格段に優れていると言えます。その比較を表7にまとめておきます。

Q25-16.　重合マシンで，レジンの収縮が咬合面の方に向かうということであったが，レジンと人工歯の接着が弱くなるのではないか？
　スライドで人工歯の汚れがあったが，それはレジンの収縮によってなったものだと思うがどうか？
　　　　　　　　　　　　　　　　　　　　　　　　　　（？：S.T.）

A25-16.　陶歯と義歯床用レジンは機械的な維持しか得られませんので，義歯装着後に人工歯の歯頸部とレジンの隙間に色素が沈着し汚れが生じることがあるが，本法だけでなくどの重合法でも出現してまいります。
　水圧加熱式の重合法では，研磨面から粘膜面方向に水圧を掛けて加熱しているためその傾向が出やすいかもしれません。
　現在はレジン填入の直前に，陶歯の基底面に陶材を塗布してほとんどこの汚れが出なくなり評価を得ております。なおアクリル系レジン歯や硬質レジン歯にはまったく問題はありません。

Q25-17. 歯肉形成（技工操作）について，詳細を教示されたい。
（埼玉県：K.M.）

A25-17. t.d.で満足した研磨面の形態をシリコーンまたは石膏で印象して，研磨面のコアを採得しておき，歯肉形成をそれに適合させながらやっていきます。

Q25-18. T-Cと義歯との移行部の処理は，スパチュラで熱したのみでワックスデンチャーと同じような面ができるのか？最終埋没時はやはりワックスできれいにすべきか？
（寝屋川市：K.T.）

A25-18. 床外形と唇・頬移行部が一致しておればT-Cで辺縁部がきれいに印象されます。この辺縁部の印象と研磨面の形態が，出来るだけ移行的になるようにt.d.装着時に加熱したスパチュラで整えますが，動的機能印象完了時にとくに問題がなければそのままボクシングして模型を作り義歯を完成させます。

Q25-19. 製作するのに上下f.d.で平均してどのくらいの日数がかかるか？
（小牧市：N.N.）

A25-19. 満足されたt.d.（T-Cによる動的機能印象完了時）で最終義歯を完成するのに上下レジン床で3〜5日間，金属床なら（下顎）4〜6日間です。

Q25-20. 最終義歯完成にあたりH-Cレジン以外のポリスルフォン酸による義歯完成ではいけないのか？
（一宮市：T.O.）

A25-20. 本システムではポリスルフォン酸は重合出来ません。しかし床用の加熱重合レジンではメーカーを問いません。

Q25-21. 義歯のフラスコ埋没の注意点（水圧に耐える必要）は？
（名古屋市：T.M.）

表8 技工用材料

材　　料	用　　途	製造・販売
ベイシングレジン	個人トレー	山八歯材工業
ニューダイヤストーン（硬石膏）	作業用模型	菱華デンタル・モリタ
パラフィンワックス	リリーフ・歯肉形成時	松風
ダイヤフラムワックス	リリーフ・フラスコ埋没時	Kay-See Dental
ベースプレートワックス	人工歯排列	Kay-See Dental
バイオブレンド陶歯	前歯人工歯	TRUBYTE
バイオフォームピルキントンターナー30°硬質レジン歯	臼歯人工歯	TRUBYTE
H-Cリペアマテリアル	基礎床・義歯修理	Kay-See Dental
H-CレジンXFS（新）	基礎床・義歯修理	Kay-See Dental
H-Cデンチャーベースマテリアル	床義歯用加熱重合レジン	Kay-See Dental
H-Cウェッティングエージェント	歯肉形成時・脱蝋時	Kay-See Dental
アルジネートバニッシュ	レジン分離材	松風
ポーセレンライナーM	陶歯と床用レジンの接着	サンメディカル
アルテコジェル（ゼリー状瞬間接着剤）	埋没時の人工歯や金属床の固定	アルファ技研
流鑞ブラシ	脱蝋時のワックス等の除去	市販の絵の具筆（硬めのもの）（日曜大工ショップ）

A25-21.　フラスコ下輪面に2トンの水圧が掛かりますから，フラスコ埋没は水漏れが起こらないようダイヤフラムワックスをきちんと貼る事，あとは通法通りでとくに注意する必要はありません。

Q25-22.　最終義歯重合時の1～3次のそれぞれの石膏は何を用いるか？
(寝屋川市：K.T.)

A25-21.　埋没はすべてアドバストーン（GC社）を使用しております。

Q25-23.　流蝋ブラシのメーカーは？また技工用材料のすべてのメーカー，名称を教示されたい。
(?：N.)

A25-23.　本システムで使っている技工用材料を可能な限り集め表8のリストにしました。

Q25-24. レジンはアクリリック関係か？ポリ関係についてどう考えるか？
(？：T.Y.)

A25-24. 当システムではポリスルフォン酸は重合できませんし，後々のリベース，リライニングの操作を考えますとポリにはメリットは何もありません。要はレジンで重合した後，咬合器にリマウントしてみた時のインサイザルガイドピンの浮き上がりが問題となります。100μm以下ならばOKです。

Q25-25. 医院からラボへ送る場合，t.dをそのまま(Boxせずに)送るのはまずいか？もし可能ならどのくらいの時間内でどのような保存法をとればよいか？
(津市：Y.K.)

A25-25. ダメ！絶対ダメ！です。バイトを盛ってから動的機能印象面をボクシングして作業用模型を注入して下さい。

Q25-26. 最終機能印象した義歯のアンダーカットはどうするのか？
(広島県：匿名)

A25-26. アンダーカットのある顎堤でも，T-Cをパッキングしたt.d.を使って頂いて，きちんと諸機能を満たしておられるのなら，最終義歯完成後もちゃんと装着して頂けます。A15-8.で記したように，お口への挿入の方向を工夫してもらわねばならないかも知れませんが‥‥。

Q25-27. ファイナル印象が終わり最終模型から金属床を作った場合の適合度はどうか？
(西春日井郡：M.K.)

A25-27. 最近は金属床の精度も非常に向上しておりますので通法通りで問題ありません。

Q25-28. 金属床部分の歪みは，いかに対応しているか？
(名古屋市：K.A.)

A25-28. 非常に強い圧力(フラスコ全体で約2トンの水圧,さらにそれを押さえるために上輪と下輪に約7トンの油圧)が加わったままの状態で重合と冷却が進行しますので,通法通りでまったく問題ありません。

Q25-29. メタルプレートにした場合,リリーフはまったく必要ないのか？
(兵庫県：M.O.)

A25-29. リリーフやビーディングは一切必要ありません。

Q25-30. 最終義歯の時,上顎をメタルプレートにした場合メタルの厚みは何mmにするのか？
(兵庫県：M.O.)

A25-30. Co-Crでは0.4mm,白金加金で0.6mm前後です。
　しかしカワラダ デンチャー システムを採用してからは上顎はメタルプレートにはせずレジン床にしております。

Q25-31. 金属床義歯にする場合の最終義歯製作過程について,教示されたい。
(東京都：Y.K.)

A25-31. 上顎はレジン床で,下顎の舌側部を金属床にしております。下顎舌側研磨面に金属を貼りつける金属床(ラミネートタイプ)にしております。
　したがって粘膜に接する部分はすべてレジンとしており,重合にはまったく問題ありません。
　ここで下顎の金属床製作法について解説します。
①T-Cをパッキングしたt.d.で動的機能印象採得時後,ボクシングを行い作業用模型の製作と咬合面コアを採得して咬合器にマウントします。
②上下t.d.の研磨面をシリコーンパテタイプで印象採得し歯肉形成時の研磨面の再現に用いるため保存しておきます。
③下顎t.d.の舌側研磨面にマジックインクにて金属床の設計を行った後,舌側面(研磨面)を耐火模型材と普通石膏で二つ印象採得します。その印象面に写し取った淡い外形線をコピー鉛筆でなぞって外形線を設定します。
④耐火模型材はワックスアップ用で,普通石膏は金属床・置研摩後の位置決

　　　　め用舌側コアです。
⑤耐火模型材の印象面には金属床の外形が写し取られていますので，それにもとづいてシートワックス（#22・厚さ：0.7mm）1枚を圧接し，上下的中央部にレディキャスティングワックス（#R10）1本を付着したのち，リテンションビーズをふりかけます。
⑥通法により埋没，鋳造，研磨します。
⑦普通石膏の位置決め用舌側コアにより，研磨された金属床をワックスにて固定し，咬合面コアにより人工歯再排列し，唇頬側にシリコーンパテタイプの印象を施しワックスを流し込んだ後，歯肉形成します。

Q25-32. 上顎 f.d. で最終印象後にメタルプレートを作製しているが，その時口蓋後方をレジンにしているのはなぜか？また義歯ベース部にストッパーがないように見えたが，それはなぜか？　　　　　　　　　　　　（？：M.T.）

A25-32. 　メタルプレートで口蓋後方をレジンにするのは複模型を作る必要がないからです。しかし現在は，将来 T-C によるリライニングが必要になった時に対処できるよう上顎はすべてレジン床にしております。"重合くん"に使用しているレジンは填入時には非常にやわらかく流動性があり，また指で押さえたりしませんのでストッパーは必要ありません。

Q25-33. よく咬めれば咬める程，義歯の強度は必要になってくると思われるが，その対策はどうしているか？　　　　　　　　　　　　　　　　（？：Y.K.）

A25-32. 　下顎舌側研磨面にキャストによるメタルプレートを付与しています。これは補強の意味だけでなく，下顎への義歯の重しの役目もして有用です。

Q25-34. 　t.d. より人工歯を取り出すときの注意事項は？　　（福山市：T.W.）

A25-34. 　陶歯の場合は，バーナーの細い炎で歯肉部レジンを軟化させて外しますので，破折させないように，また術者の手指が火傷しないように注意して下さい。
　　硬質レジン歯はフィッシャーバーで歯頸の歯肉部を削って外します。

No.26　最終義歯製作中の患者への対応

Q26-1.　t.d.から本義歯に移行する場合，旧義歯を使用させるとあるが，その間に何か不都合(例えば顎位のズレや粘膜の圧迫など)が生じることはないか？
(津市：Y.K.)

A26-1.　旧義歯は使いたくないと言われますので，満足が得られた時点でのt.d.をディプリケートした複製義歯(床面にはT-Cを填入して)を使用して頂いております。

Q26-2.　t.d.から最終義歯へ移行する時，出来あがりまでは義歯なしで生活させるのか？　それとも旧義歯で我慢してもらうのか？
(東京都：K.S.)

A26-2.　義歯なしでは咬合が狂ってきますし，患者の生活に大きな障害が出てきますので論外です。また合わない旧義歯で我慢してもらっては，折角の無調整義歯の装着が出来なくなるかも知れませんから，くれぐれも"画竜点睛"を欠かないように注意して下さい。

Q26-3.　t.d.で患者の満足が得られ，最終的な義歯を作り装着するまで，初めに調整した暫間義歯を口腔内に装着していても，その間に粘膜面に問題は起こらないか？
(？)

A26-3.　問題が起こります。前に使用していた旧義歯や暫間義歯は使いたくないと言われます。いま使っているt.d.とあまりに適合の度合いが違うからです。最終義歯を無調整でセットするためにも，重合のためにt.d.を預かる前に，そのデュプリケート義歯を作っておかれるのがもっとも良いと思います。

No.27 最終義歯装着後のトラブルおよび義歯の管理とリコール

Q27-1. ファイナルの調整が済んで，重合後f.d.ができて，今まで何ヶ月も弾力性のあるものから，急に硬いレジン（or金属）床に変わった時に患者からのクレームはないか？ 逆に言えば，粘膜調整中のf.d.の方がかえってよく咬めると言われることはないか？　　　　　　　　　　　　　　　　　　　　　（？：S.M.）

A27-1. t.d.で満足が確認できたf.d.をそっくりそのままの状態で最終義歯を仕上げ，無調整にセットできるのがカワラダ デンチャー システムの優秀さなのです。完成したf.d.がこれまでのt.d.と変わりない使用感で，以前の義歯やまして自分の天然歯よりウンとよく噛めると言われるのが歯医者冥利に尽きるほど嬉しいのです。

　ですからt.d.を使ってよく噛め，顔貌ともよくマッチし，おしゃべりも上手に出来るというように，口腔諸機能に対し患者が充分満足している事を確認しておかなければならないのです。勿論その後の重合は"重合くん"でやらないとセット時無調整というわけにはいきません。

Q27-2. 上顎臼歯部のアンダーカット部はT-Cの時点では痛くなくても，完成義歯後では痛いことが考えられるがその対処は？　　　　　　（一宮市：T.K.）

A27-2. "重合くん"で重合した義歯は臨床的にはまったくt.d.と同一ですので，完成後に痛みが出るという事は考えられませんが，t.d.の時にアンダーカット部のT-Cが厚くなっているようならリライニングする必要があります。リライニング後のt.d.の着脱方向を工夫して，痛くないように練習してもらって下さい。このt.d.を満足して使って下さるようなら，完成重合後もし痛みを訴えられてもスポット的調整で充分です。

Q27-3. 義歯装着後，舌運動などで義歯が安定しなかった場合はどうするか？　　　　　　　　　　　　　　　　　　　　　　　　　　　　　（神戸市：T.A.）

A27-3. そもそも本システムでは t.d. とまったく同じものが最終義歯となりますので，t.d. 使用中に舌運動で障害がなければ大丈夫です。t.d. が舌運動で外れる，浮き上がるようでは最終義歯でも動きます。t.d. 使用中に義歯が外れるようなら，A23-1. の項をもう一度読み直して下さい。

Q27-4. たまたま t.d. がうまくいったと判断され，最終義歯に改床された場合，機能時（とくに発音または舌運動その他諸筋の運動）義歯の吸着を阻害することが認められた時，辺縁の削合箇所の見つけ方は，たとえばプレシャーインジケーターペースト（P.I.P）を使用するのか？また反対に床縁が短いと認められるような時にはどうするのか？　　　　　　　　　　　　　（名古屋市：匿名）

A27-4. t.d. 使用時にあまり満足していない時に妥協して最終義歯に移行した場合には，咬合時に吸着などが得られない事があります。もう一度，週に一度は通院していただけるのであれば「あなたが満足して頂けるまで治療を続けますので」と言って最終義歯を t.d. として T-C を入れて再出発しております。ペーストをつけて方々削合したり，明らかに床縁が短いと思うような仕上がりでは，わざわざ t.d. を実生活に使ってもらう甲斐がありません。たまたまうまくいったのではなく，術者も患者も t.d. で 100% 満足するまで調整を続けることが必要です。それが技術の向上につながっていくのです。

Q27-5. 義歯の清掃・管理についての指導はどのようにしているか？　　（？）

A27-5. 当方の義歯装着後，患者にお渡しするパンフをご紹介致します。

義歯の洗い方・取り扱い方

1. 義歯を洗う時には，メガネを掛けて洗面器に水を張り，その上でして下さい。
2. 毎食後，義歯用歯ブラシで義歯の裏も表も洗って下さい。
3. 義歯の清掃には，義歯ブラシに固形石鹸，洗顔フォーム，ハンドソープをつけて洗って下さい。
   注）歯磨きには研磨剤が入っており，義歯が磨り減りますので使用しないで下さい。
4. 次回のご予約の来院日がご都合悪くなった時には，必ず事前にご連絡下さい。

カワラダ歯科・口腔外科

Q27-6. 就寝中義歯は装着すべきか，外すべきか？　　　　（名古屋市：匿名）

A27-6. 不適合な義歯とか，異物感のある義歯は就寝中には外すべきですし，患者はどこか義歯の具合が悪ければ自然に外してしまうものです。
　本システムの義歯では「口腔内に入れている感じがしない」とか「夜間は入れていた方が就寝しやすい」と言われます。老夫婦の間で夜間，義歯を外した時の容貌を見るのは，チョット問題があるのではという気もします。

Q27-7. ①完成義歯装着後のリコール，管理方法は？　　　（名古屋市：T.）
②最終完成義歯装着後のリコールはどのように行っているのか？リコール時には調整は行っているのか？　　　　　　　　　　　　　　（？：M.H.）
③（リコールの必要性は少ないと思うが）定期的なリコールは行っているのか？　　　　　　　　　　　　　　　　　　　　　　　　（福山市：Y.T.）

A27-7. 装着後半年に一度リコールを行っています。リコール時には義歯の調子はいかがですか？また何か不都合なことがありますか？とお聞きしています。長期の使用で人工歯が咬耗し，Ling.O.がFul.O.様に変化してきますので上顎の頬側咬頭が干渉している場合には，その部分を削除して下さい。
　歯冠補綴後も，有床義歯補綴後も年に2回のリコールを行っております。

Q27-8. リコール時にフィットチェックをしているが，もし適合に問題が生じていたら，どのように対処，修理するのか？　　　　　　（津市：Y.K.）

A27-8. 問題が生じた時，満足するようにしなければなりません。最終義歯装着後の経過観察において不満を訴えるのであれば，解消しなければいけません。適合で問題が生じた時という質問ですが義歯新調後5～7年後に
　①義歯がゆるくなった。
　②食事中に義歯の下に物が入る。
　などの訴えで，もう一度吸着を出させて欲しいというのであれば，現義歯をt.d.として再度T-Cを入れることになります。

Q27-9. （重合後の）粘膜面の変形がほとんどないようであるが，この状態が

5年も10年も続くのか？また，なぜ粘膜面が変形しないのか？

(滋賀県：T.K.)

A27-9. 時間をかけてT-コンした後に調製した義歯であり広いデンチャースペースをとらえているからです。10年は安心したいものです（御存知の通り不適合な義歯は顎堤にダメージを与え歯槽骨を吸収させます）。

Q27-10. 完成後，何年くらい無調整でいられるのか？ （匿名）

A27-10. 7～10年は安心して使って頂いております。

Q27-11. 完成義歯で痛みがでたらどうするか？ （長岡市：D.T.）

A27-11. きちんとした手順を踏んで完成したものならスポット的調整で充分です。

Q27-12. 本当に装着後はどんなケースも一切無調整なのか？（100発100中，天地神明にかけて誓えるのか？） （箕面市：S.O.）

A27-12. 天地神明に誓ってです。野球のバッターなら3割で合格（マリナーズのイチローは3割5分？厘で世界のトップクラス）です。薬剤のプラセボウ効果は約6割ですが，本システムは10割です。無調整で装着できなければ実技・実習を開催して教える意味がありません。言い方を換えれば，どんな患者にも満足して頂けるまで頑張って，不満の原因は何か，それを解決するにはどうしたら良いかを，全スタッフが一丸となって知恵を絞り，試行錯誤していって，最後には患者さんにOKして頂けるものに完成させますので，胸を張って100発100中と言えるのです。このファイトと情熱と探究心を，先生方も是非お持ち下さい。21世紀に生き残る秘訣です。

Q27-13. 半年とか1年後に疼痛とか緩みがでてきた場合の対処はどのようにするのか？何年くらい安定して使用できるか？ （一宮市：T.K.）

A27-13. スポット的な調整はその都度やって頂けばよろしいが，きちんと完成した義歯が急に変化するという事は考えられません。装着後何年大丈夫か？という質問も沢山頂きますが，患者さんも，術者も一生もたせたいという気持ちで行っております。

しかし歯冠補綴であれ，総義歯補綴であれ，治療後10年以上もって頂ければ"良し"としたいものです。

Q27-14. 成功した義歯がいつまでもつのか？生体の変化についていけるのか？
(福山市：K.O.)

A27-14. 10年は使って頂きたいものです。
歯冠補綴でも10年快適に過ごして頂くのはなかなか難しいです。総義歯も無調整で10年もてば上々の成績です。生体が衰えられて緩みが出てきたらまたこの義歯をt.d.にして治療してあげて下さい。

Q27-15. 患者にカワラダ デンチャーにすると一生使えると言い切れるか？
(兵庫県：M.O.)

A27-15. 一生使えるのは人工歯のみ(しかし，義歯が良く噛めれば噛める程，陶歯であれ硬質レジン歯であれ，咬耗する事を予測してその防止策を講じておく必要がある)です。バーティカルは一生涯変えてはなりませんが，緩くなってきたとか，下に食べカスが入るようになってきたのでもう1度吸着の良い義歯を使いたいという希望なら，今まで使用の義歯をt.d.として治療を進めれば良いわけです。そういう意味では一生快適な総義歯を保証しますと言い切って良いと思っています。

Q27-16. 長期の予後を考えてみると，総義歯装着後に歯槽骨の吸収があると思うが，リベース等の必要性およびその時期(年数)について教示されたい。
(大阪府：A.N.)

A27-16. 5〜10年経過しますと患者さんから緩くなってきたとか，物が入るようになってきたとかいう訴えが出て来るかも知れません。現在使用のものを

t.d. としてまったく同じ操作で粘膜調整 (必要であれば，咬合調整も) をして頂き，患者の満足が得られた時点でリベース (床すべてを換える) またはリライニングしてやって下さい。勿論，最終重合は "重合くん" でして頂かねば前より改善された義歯には仕上がりません。

Q27-17. 上下 20 数本 Ext した後，10 ヶ月後に t.d. を，2 ヶ月半後に最終義歯を装着した症例を見せてもらったが，装着後の顎堤の吸収はどうか？ また最終義歯をセットした後のリベースはどうしているか？ （？：I.Y.）

A27-17. ご質問の症例は，現在 (2001年) で 12〜3 年経過しておりますが，クレームなしです。しかし一般的に言って一度に多数歯を抜去して総義歯を製作した場合，完成義歯装着後に顎堤の形態が変化する事は充分考えられます。当システムの大きなメリットはこのような時，完成義歯を t.d. としてまったく同じ手法で粘膜にピッタリ適合させて，再び完成重合させられる (従来法のように始めからやり直す必要はない！) という点にあります。しかも噛め具合は前の義歯で実証済みですので，術者も患者も楽しみながら治療を進めて行けます。

　さらに A27-16. でもお答えしたように，5〜10 年で適合が甘くなったというクレームがつく事があると思いますが，まったく同じやり方の繰り返しになるだけです。

Q27-18. 完成義歯において唾液の性状 (漿液性・粘液性) によって吸着性に違いが出るのか？ （名古屋市：T.M.）

A27-18. 当然吸着性に違いが出てくるでしょうが，吸着の良し悪しを患者の唾液の性質のせいには出来ませんし，これまでに唾液の量が多いとか漿液性であるからとかで，臨床的に義歯の吸着度が悪くなったという症例はまったくありません。

Q27-19. 2 年，3 年と経時的にフィットチェッカーでフォローアップしているが，その際のチェックポイントと対処法について教示されたい。
（？：M.T.）

A27-19. リコール等によって再来院された総義歯の患者には，ご質問のように半年に一度，少なくとも一年に一度はリコールが必要と思われます。

その際のチェックポイントとしては，
①気持ちよく使って頂いているか？（咀嚼・発音・審美機能等々）
②何か不都合が出ていないか？　　　（　　〃　　）
③人工歯の咬耗状態はどうか？
④義歯の管理・手入れの状態はどうか？
⑤床下粘膜組織・歯肉部に異常は診られないか？
⑥歯槽骨の不均衡な吸収は出ていないか？

総義歯装着から5年を超えて10年くらいになると，何となく下がゆるくなって，義歯の中に食べ滓が入りやすくなった，と言うような不満を訴える患者が出てきます。勿論そのままで特別生活上支障がないと言われているのなら問題ありませんが，以前のようにピッタリとフィットした状態にして欲しいという要望が強ければ，今まで使用していた総義歯にT-Cと填入して，これを新たにt.d.と考えて治療を開始して下さい。

Q27-20.　最終義歯装着後のリベースの方法は？　　　（名古屋市：H.T.）

A27-20.　最終義歯を装着して5～10年経過後下顎義歯がゆるくなったとか，下にものが入るという訴えがあったり，最終義歯を装着してから何か不満な箇所が生じたりした時は，最終義歯をt.d.としてT-Cをパッキングして，調整をして良い結果を得られたらリベースをして下さい。

勿論このリベースもカワラダ デンチャー システムに従って"重合くん"で重合して頂く必要があります。

No.28 カワラダ デンチャー システム 総義歯 実技・実習について

Q28-1. カワラダ デンチャー システム総義歯実技・実習セミナーに参加したいが，詳しく教えて欲しい。
（大勢の先生）

A28-1. 当医院（三重県津市）にて土・日2日間で，1ヶ月おきにPart Ⅰ，Ⅱ，Ⅲの3回，計6日間の実技・実習コースです。

受講される先生の患者さん（1人）を選んで頂きます。Part Ⅰで当方の患者さんをモデルにt.d.の装着と咬合調整・粘膜調整の仕方までをやります。受講生の先生はご自分の診療所で患者さんに，Part Ⅰの実技・実習で学んだ通りに復習しながら治療を進めて頂きます。

Part Ⅱでは，当方の患者さんの動的機能印象採得の完了，最終義歯完成から無調整義歯装着，実際に患者さんが"リンゴの丸かじり""糸きり""するめの試食"などして頂いている所を見て頂きます。受講生の先生にはご自分の患者さんのt.d.を仕上げて持って帰って頂きます。

Part Ⅲでは，受講生の先生の患者さんの最終義歯を完成して頂きます。

時間的にこの日に合わせられない時は，前後して当技工所で完成重合させて頂きます。上手くいかなかった場合，Part Ⅲのみ先生の患者さん同伴OKとしております。

問合せ先：学際企画㈱ 歯科事業部 担当：高橋昇二
〒171-0031　東京都豊島区目白2-5-24第2ビル
TEL 03(3981)7281㈹　　FAX 03(3981)7284
e-mail info@gakusai.co.jp
URL http://www.gakusai.co.jp

Q28-2. 実習をうける時，D.T.がいない場合はどうするのか？
（名古屋市：K.A.）

A28-2. 実技・実習セミナーの症例については，当方のD.T.が担当させて頂きますが，実習終了後の技工の事を考えてみて下さい。デンチャーワークでは，

人工歯の再排列とか，床の延長とか，診療時間内に技工を済ませて，その義歯を口腔内にセットして帰ってもらわねばなりませんので，院内のD.T.は必ず要ります。これからの歯科医療は優秀なデンティスト，優秀なD.T.，優秀なD.H.，D.A. etc.‥‥がクルーを組んで優秀な仕事をやり遂げて行くのです。

Q28-3. 実習を受けた後のアドバンスコースは？ （匿名）

A28-3. 一度受講して頂いた先生は，リフレッシュなさりたい時にはいつでもお越し下さって結構です（受講料は無料）。筆者の経験より一度や二度講習会に行ったからと言って，そのテクニックをすべてマスターできるような簡単なものなら，わざわざセミナーに参加するまでもない事です。いくつも症例をこなして自分のものにするまでしつこく筆者に食いついて，追いつき，追い越しをして下さい。

Q28-4. （実技・実習を受けたいが）患者には期間・費用等どのように説明したら良いのか？ 患者の選択基準等，注意事項を教えて欲しい。

（名古屋市：K.A.）

A28-4. 実技・実習を受けていただくと言っても，患者さんには直接来て頂く訳ではありません。その症例を参加される先生と技工士の方に実習を受けながら完成していって頂きますので，患者には特別の説明はする必要はないと思います。

自由診療を希望される総義歯患者なら誰でも良いのですが，最初からあんまり難しい症例でない方が早く自信をつけて頂けるでしょう。

追補　実技・実習セミナー受講の先生とのQ&A

> その1．(宮城県) A.H. 先生とのFaxによるQ&A
> (3回の講習を終られても，セミナー用の患者さんの総義歯が完成されなかったので，その後引き続きFaxを通じてQ&Aを取り交わし，完成させて頂いたものです)

Q1. 現在，私の患者のバイトが定まらず困っています。ご多忙中とは存じますがご指導お願いします。

3回の講習，本当にありがとうございました。セミナーのパートⅢでの最後のまとめを聞いて，もう一度上顎義歯の後縁を確認して，床縁を再度修正しましたところ，上顎のみ装着した状態ではかなりフィットが良好になりました。しかし上下をバイトさせますと上顎前歯部がグニュグニュと動きます。バイトさせた時，後方から下顎が探るように前に噛み込んでくるため，術者主導で2回バイトを取り直し，キサンタノで固め，再装着，再排列しましたがまた下顎が後方から噛み込んで上顎前歯部が動きます。

上顎の顎堤は左右非対称[注1]です。左側前歯部の吸収が顕著で，上唇小帯および左側頬小帯の付着部が顎堤の頂上付近まで伸びています。

この先スキッドブロックに置き換えて様子を見た方が良いかどうかを迷っています。宜しくご指導くださいますようお願いします。

A1. ご質問に対するお返事を申し上げます。
〈回答1〉　上下顎をバイトさせて上顎義歯がグニュグニュ動く事に対して
　　　　　①もし有歯顎時の咬合状態がclassⅢであった時には，総義歯では切端咬合気味にして，上顎咬合平面に対してやや下に凸のゆるいカーブをつけます。
　　　　　②上顎前歯部にコンニャク状のフラビーガムがあれば，t.d. でT-コンして改善していく (フラビーを引き締める) 必要があります。
　　　　　③グリーンワックスで早期接触と咬頭干渉部の診査を行い，咬合面内斜面や前歯切端に当たりがあれば咬合調整をします。
〈回答2〉　下顎が後方から探るように噛み込む事に対して
　　　　　中心位が確立されていないようです。まず下顎のt.d. でデンチャー

スペースの全域を獲得して，下顎義歯が口腔内で動かないようにしてから咬合調整・粘膜調整により中心位を導いて下さい。

〈回答3〉 上顎顎堤の高度な吸収と小帯の高位付着について

顎堤の左右非対称の異常な骨吸収[注1]や，小帯の歯槽頂部への付着は，問題ないと思います。これが上顎義歯がグニュグニュ動く原因とは考えられません。しかし〈回答1〉②で触れましたように，フラビーガムがある時には，タッピング運動で上顎前歯部が1mmくらい浮き沈みします。

注1) 顎堤の左右非対称の異常な骨吸収について

顎堤の吸収状態が左右非対称になるというのは，ほとんどの場合，歯槽頂から上下的に限局された部分に起こる吸収が原因となることが多く，顎堤を切端あるいは咬合面側から見て，左右非対称であるというのはあまり見られない。という事は，義歯を粘膜面側から見て床縁形態が左右非対称なのは，どちらかの床辺縁が，うまくデンチャースペースを捉えていないためである。だから咬合面側から見て，左右が対称となるように床辺縁を獲得するのはそれ程難しくはなく，是非必要な事である。

顎骨の発育異常や外傷等により，顎変形をきたしているような場合には，左右非対称になる事は考えられるが，不適な義歯の使用による顎堤吸収では上下的に左右非対称になっても，咬合面側から見て，歯肉頬移行部の形態が左右非対称となる事はほとんどないと思われる。

〈回答4〉 スキッドブロックについて

〈回答2〉の処置を行なっても下顎が安定しない時には，下顎臼歯部をスキッドブロックにする必要があると思います。

文献5のP.48〜49，—スキッドブロックによる中心位の確立—の項を参照して下さい。

Q2. 経過報告と今後の治療方針についてのご相談。

私の患者ですが，その後も中心位が決まらず困っております。

現在の状況についてお知らせします。

＊上顎は単独で入れるとある程度吸着しますが，咬合させると前歯部が大きく動きます。

＊下顎はペリレジンIIで辺縁の修正を2度行い，現在スキッドブロックにしていますが，どうしても吸着が得られません。

＊咬合させると，下顎義歯を後ろから探るように前へずらして噛みます。

＊約1ヵ月半スキッドブロックにしていますが、噛み癖はなかなか治らず咬合時に上下顎の吸着が得られません。
＊その間、上顎はリライニング1回、下顎はペリレジンⅡでの修正を2回行なっています。
＊吸着が出ていないにも関わらず、調整の結果痛むところはなく、患者さんは食事に困っておられません。あまり固いものは好みでないので食べないし、お肉は充分食べられるとの事です。

そこで質問をさせて頂きます。
① このままの状態でスキッドブロックを使用し続けてもらって良いのでしょうか？
② 下顎を再度辺縁修正して吸着が得られるようにするには、どこをどう注意して、何をすれば良いのでしょうか？
③ 舌運動時、口を大きく開いてくれませんが問題があるのでしょうか？上下顎をバイトさせた時の中切歯の床縁間の距離は40mm、前歯部の被蓋関係および下顎中切歯と歯肉頬移行部との前後的位置関係は問題ないと思います。最後臼歯後縁での上下顎の距離は2mm確保できていますし、左右のバランスも特別問題になるところはないように思われます。ここに書きました以外でお知らせするべき事項がありましたらお教え下さい。

A2. 本症例では悪戦苦闘されているようですね。
　Faxの文面より現在の大体の様子は推測できましたが、具体的にどこがどう悪く、どのように改善すべきかは、一度その義歯の咬合状態を実際に見せて頂くのが一番の早道だと存じますので、以下の質問(①〜④)にお答え頂くと同時に⑤〜⑦のようにして、当方にご郵送下さい。
〈質問〉① この患者さんは男性ですか？女性ですか？
　② 上下義歯の中切歯の床縁間の距離が40mmと大きいのは患者さんが大柄だからでしょうか？
　　男性なら165cm以上？、女性ならば155cm以上？
　③ 旧義歯の中切歯床縁間の距離は何mmでしたか？
　　現在与えている40mmという値が、どうも大き過ぎると思うのですが‥‥。
　④ タッピング運動させた時、同じ位置で噛まないというのは、現在の咬合が間違っていると思えるのですが、先生が診られてより正しい位置を想定する事が出来ますか？
　⑤ (先生が正しいと思われる)中心位で噛みしめて頂いて、その位置のバイトを次の2種類の材料で採って下さい(ズレを見るため)。

a. 咬合採得用シリコーン印象材（ラミテック，
　　　　メモジル，ブルームース，バイトジェル）
　　　b. 印象用石膏（キサンタノ）
この時，t.d. のスキッドブロックの咬合面から頬側にかけて，スタンプバーで3mm位の溝を掘ってから（図56）バイトを採って下さい。
文献5のP.45を参照して下さい。
　⑥現在使用中のt.d. のT-C面に硬石膏をうって，そのまま郵送して下さい。
　⑦咬合面コアおよび石膏模型（パッキング　ジグで使っているもの）も一緒にお送りください。

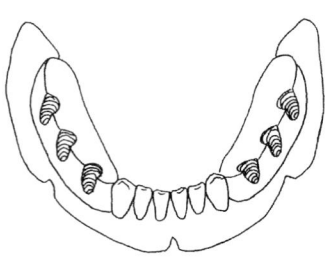

図56　スキッドブロック頬側部への保持溝のつけ方

Q3. 早速お返事頂きまして有難うございます。来週患者さんを呼んで準備をしてt.d.をお送り致しますのでよろしくお願い致します。
　先程の質問にお答えします。
　①男性です。
　②小柄な人ですが，顔は卵形で長い顔です。
　③旧義歯の左側中切歯の床縁間の距離は31mm
　　　　　　右側中切歯の床縁間の距離は29mm
以上今お答えできる所だけFax致しておきます。

A3. 患者さんの体格や旧義歯の高さより考えて40mmではバイトが高過ぎるように思われます。
　上顎臼歯の舌側機能咬頭のみがスキッドブロックの咬合面にタッチするようにスキッドブロックを調整（削除）し，上下中切歯の床辺縁間を約37〜38mmまで下げられたら如何でしょうか（図57）。
　その高さで噛め具合を診（聴い）てから，咬合採得（ラミテックとキサンタノ）をしてお送り下さい。

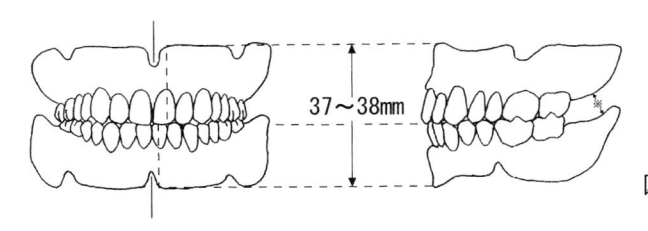

図57　総義歯の咬合高径
※2mm以上の間隔が必要

Q4. 模型の発送について

　本日ラミテックとキサンタノでバイトを採りました。患者さんのバイトが後方なのか前方なのか依然として分かりかねますが，床縁間距離を38mmにしてからはズレが少なくなったと思います。

　グリーンワックスを貼って，黄桃を食べてもらった時についた点を黒く印記してあります。今日送りますバイトは，患者さん自身最初に当たる所で止められず，誘導しても下顎が前方にスライドするのを止めて置けない状態でしたので止められる位置で採っています。そのため下顎が少々前方位ではないかと思われますが，よろしくお願い申し上げます。

A4.　義歯と模型が到着致しました。ラミテックのバイトの方が明らかに前方噛みと思えますので，キサンタノのバイトの方で模型を咬合器に装着しました。
　①正中が合っておりません。下顎が右側に約1mm程偏位していますので，上顎正中に合わせます。
　②スキッドブロック上で上顎の第二大臼歯が，両側とも約1mm程バイトが離開しております。
　③両側上顎犬歯が，歯頸1／3部で破折しております。キサンタノのバイトに基づいて再排列し，犬歯は新しい人工歯に交換して早速発送いたします。

Q5.　再装着後の治療方針について

　お送り頂いた義歯にT-Cをパッキングして使って頂きました。

　噛み具合については，梨をかじった時，下顎前歯唇側の床縁部が痛かったそうですが，他の食事は何でも食べられるという事でした。

　さて，バイトについてですが，やはり一度後ろ噛みをしてから前で噛みます。スキッドブロックの時は，ズルッとスライドさせるため後ろで止めておくことが出来なかったのですが，今回は止まりますので本日その位置でバイトを採りました。

　この後の方針についてですが，この患者は一番最初に人工歯を排列したt.d.を装着した時も，同様に後ろ噛みしていたため再咬合採得した後，下顎を前方に排列し直した経過があります。

　この時は，次回来院された日には切端で咬合し，上顎犬歯の歯冠が破折してしまいました。

　それで今回はこのままもう少しバイトの調整のみを続けるか，今日採ったバイトで再排列したほうが良いのか，ご指導下さいますようにお願い致します。

A5. このままでもう少し咬合調整をして行って下さい。

〈回答1〉 T-C粘膜面の状態は如何ですか？月の表面のようなアバタがあるようならば，まだ中心位が定まっていないと思えます。
咬合運動時の干渉部の咬合調整が必要です。

〈回答2〉 次にアバタもなく，T-C粘膜面がきれいである場合には下記の事をして下さい。
① 下顎唇側床縁部で咀嚼時に痛みを訴えるようなら削除して下さい。大きく開口した時，下顎義歯は上がりませんか？(大きく開口して義歯が外れるのは，床縁(とくに唇側部)のオーバーエックステンジョンがあるから)
② 咬合調整を次の要領で行って下さい。
下顎臼歯部にグリーンワックスを貼って，黄桃一切れを食べさせ，咬合面内斜面の当たりを診査して下さい。
③ グリーンワックスを貼って黄桃を食べさせた時，上顎がまったく動かない事(タッピング運動した時も，まったく動かない事)。下顎臼歯中央溝に上顎臼歯機能咬頭が入っている事を確認しながら咬合調整をお願いします。
④ 患者さんが来院されたら，前方運動・側方運動をさせて，義歯が緩んだり外れたりしないか診査して下さい。

経過がどうなられたかご報告待っております。

Q6. 経過報告

先日の先生から頂いたFaxと照らし合わせますと〈回答1〉の状態です。
中心位が確定しておらず上顎にアバタがあります。
一番最初，2ヵ月半前にご相談申し上げた時よりは下顎の前方へのスライドの量は少なくなりましたが，後方から探るように前方へ噛んでくるため上顎前歯部がその都度グニュと動きます。
上顎のみを単独で入れて臼歯部を指で押してやるとしっかり吸着しますので，上顎の安定が悪い訳ではなく，あくまでバイトの問題です。
患者さんはもともと食べ物を小さくしてから口に入れられるため，現在食べられない物はないし，痛いところもないと言っておられます。小さくせず普通の大きさで食べるよう指導しています。
ビデオを撮ってお送りした方が良いでしょうか？

A6. 後方から探るように前方に嚙んでくるとの事ですが,『再咬合採得をしてから再人工歯排列』が必要だと思います。

①ゆっくり自然に(無念無想で)嚙ませて,最初に後方部の歯が接触した位置で止められるよう何度も練習させて下さい(鏡を見させて,力を抜き後方からゆっくり嚙むように言って,最初に接触した位置で止められるよう練習・訓練する)。

②最初に接触した位置で止めた時の咬合高径は,37〜38mmの範囲ですか？ それより高いですか？

③37〜38mmの高さであれば,その位置をキープしてキサンタノでバイトを採って下さい。

④38mmより高い時には,下顎の大臼歯の人工歯を外して,レジン基底面を整えてからレッド バイト ブロックを焼き付け,ロウ堤を作り①で練習した位置でバイトを採って下さい。この時の高さが37〜38mm見当であればOKですが,これ以上高い時は次の⑤のやり方で咬合採得して下さい。この時は,上下の人工歯が当たる手前でバイトを採って下さい(人工歯の咬頭どうしが当たると滑るので)。

⑤(バイトの高さが38mm以上なら)下顎臼歯人工歯を全部外して,レジン基底面を整えてからレッド バイト ブロックで①で練習させた嚙み方のバイトを採って下さい。この時,下顎犬歯が上顎人工歯に当たる手前でバイトを採って下さい。

⑥当方への送り方：

上下をバイトさせたままで,タッパーに水をいっぱい入れ,その中に義歯を人工歯の方を下にし浮かべて,水がこぼれないように封をして送って下さい。なお,T-Cのパッキングに使用していた今までの模型と咬合面コアも一緒に送って下さい。

ビデオには,現在の嚙み方と再咬合採得から再排列後のところを撮っておいて下さい。当方へはお送り頂かなくても結構ですが,後々の参考になりますので撮っておかれる事をお勧めします。

Q7. 義歯発送

いろいろご指導頂き本当に有難うございます。

先生からのFaxに沿って再咬合採得しました。ただし,患者さんに最初の位置で止めるよう練習させましたが,20〜30秒位が止めていられる限界で,その後は押さえていても,口を開けたり前方にスライドさせたりしてしまいます。

そのためまず前歯部にブルームースを入れて前方へのスライドを止めてから，脇をキサンタノで止めてみました。

　ひとつ気になりますのは，今回来院した際，黄桃を食べて頂いて印記された点を確認しますと，後方ではなく前方で噛んでおりました。という事は，スライドさせて前方で噛んでいると考えられますが，この点はどのように考えたら良いのでしょうか？

A7.　Faxを拝見して，2，3お尋ねいたします。
①中心位(あたり)で長く止めているのが困難で，口を開いたり，前方にスライドさせたりなさるようですが，この患者さんは口腔不随意運動，すなわちオーラルディスキネジアのような病的なものなのでしょうか？そうではないのでしょうか？
②黄桃を食べさせたら前方で噛むという事ですが，現在のt.d.がこのテストフード咀嚼の折に，咬頭嵌合位になっていない，すなわち上顎臼歯舌側咬頭が下顎臼歯の中心溝(窩)に入っていないという事でしょうか？
③またこの前方で噛んでいる時に，上顎前歯の舌側と下顎前歯の切端が当たっていたでしょうか？
お返事お待ちします。

Q8.　先生からのご質問にお答えします。
①不随意運動ではありませんが，長い間の習慣性の噛み癖で後ろからスライドして噛みます。そのため人工歯が排列されていたら止める事が出来ますが，スキッドブロックやレッド バイト ブロックのように平らな面で噛ませると止められません。
②前方という記述が悪かったようです。
　最初に当たる後方位では噛んでおりません。咬合調整を続ける事により下顎は排列時よりわずかに前方で嵌合しており，その位置で噛んでいるという事です。ただしここで噛む際には，上顎義歯はグニュグニュ動きます。
③上下前歯は，ギリギリですが当たってはいませんでした。
技工物を発送しましたので，どうかよろしくお願い致します。

A8.　先生の咬合採得に従い，義歯の人工歯を再排列して返送致しました。
　次に記すように人工歯の咬合調整のチェックをして下さい。
　臼歯部を側方に運動させて，作業側の咬合調整を行って下さい。

さらにその時の非作業側についても，咬合紙がスーと抜けるよう咬合調整して下さい。

また経過を報告して下さい。

(この後，咬合調整・粘膜調整を進められ，一応動的機能印象完了と判断され，当ケイケイ デンタル サービスで"重合くん"により最終完成義歯を製作させて頂きました)

Q9. 完成後のご報告

大変お世話様になりました。

昨日，上下総義歯をセット致しました。診療室で少し使って頂き再度咬合を確認して帰しました。痛む所があれば連絡するよう言っておきましたが，今のところ連絡はきておりません。

装着時の様子は，上顎前歯部はやはりグニュグニュと沈みます。

噛み方も以前とあまり変わらず，後方臼歯から探るように前方へと噛んできますが，上の義歯が落ちるというような事はまったくありませんし，何より患者さんは自分の食事に不便を感じておらず，とても喜んでくれています。

今回のケースは問題点が多く，最終的に川原田先生が装着なさるような，リンゴの丸かじりが出来るような総義歯には届きませんでしたが，難症例への取り組み方を随分勉強させて頂きました。今後も症例を見つけて挑戦したいと思います。どうぞよろしくお願い致します。

有難うございました。取り急ぎご報告と，御礼まで。

> その2.(北海道) K.Y.先生とのQ&A
> (実技・実習セミナーのパートⅡを終られ，実習で製作されたt.d.を，実際の患者さんに装着された後，疑問点を質問してこられました)

Q1. 早速ですが，今総義歯の実習を進めているKさんのケースについて3点お伺いしたくFax致します。

セミナーから帰ってt.d.を装着し，T-C(ハイドロキャスト)を入れて，約3週間ちょっとが経過しました。週に2回くらいのペースで粘膜調整と咬合調整を繰り返し，患者さんからも日に日に噛み易くなってきたという評価を得ております。夜間もほぼ毎日(痛い時は2，3回外していたそう)装着して頂き，患者さ

んの満足度も増してきています。中心咬合位はほぼ安定し，左右前後とかなりスムーズに動くようになりました。恥ずかしい話ですが，こんなにスムーズに動く義歯を自分で作って目にするのは初めてです。

　また Ling.O. の理論に驚くばかりです。

〈質問1〉　(実技・実習セミナーでみた，川原田先生の患者さんの義歯に比べて)吸着力がまだ余り感じられないのですが，リライニングをしたら吸着が出るのでしょうか？行なうとすれば，いつが良いのでしょうか？またリライニングの材料・粉液比，リライニング時の注意点や分離剤の使用法等お教え下さい。

〈質問2〉　臼歯部の人工歯はメタルに変えなくて良いのでしょうか？
　　　　　山口先生(当方の技工主任)にお聞きしましたところ，臼歯部も陶歯を使っている場合は，問題ないとおっしゃっていたのですが。

〈質問3〉　今後，どのように治療を進めて行くべきか？デンチャースペースは今の状態で充分な気がするのですが。

　よろしくお願い致します。

A1.　ご質問にお答え致します。

〈回答1〉　吸着を得るためには，床辺縁を獲得して辺縁封鎖を計り，また口蓋の後縁部は口蓋小窩より約3mm後方まで延長されていれば，吸着が得られます。床辺縁の延長はペリレジンⅡで行って下さい。
　　　　　義歯の床辺縁の獲得と口蓋後縁の延長なしにリライニングをしても良い結果は得られません。

〈回答2〉　臼歯部人工歯咬合面をメタルに置き換えるのは，人工歯に硬質レジン歯を使用した時です。
　　　　　総義歯の人工歯は，硬質レジンで(咬耗に対して)充分であると言われているようですが，良く噛める義歯ほど咀嚼によりその人工歯は見事に磨り減ってきて，咬合高径が低くなります。折角得られた咬合高径を長い間(出来れば一生涯)変えないためにも，硬質レジンの咬合面には上顎では機能咬頭にメタルブレードを，それに対合する下顎にはメタルフォッサを付与しております。

〈回答3〉　今後の治療方針ですが，辺縁封鎖等により充分吸着が得られ，中心位も確立してタッピング運動させても安定した事を確認した上で，咬合調整・粘膜調整をして，
　　　　　　＊噛め具合…食べたいものは何でも食べられる
　　　　　　＊審美…前歯の出具合と，笑った時の口唇と前歯歯頸部の関係

＊発音…とくに言いにくい言葉がない，喋りやすい

等に満足が得られ，T-C粘膜面が均等な厚さでツヤが出ていれば，動的機能印象が完了したとして最終義歯の製作へ進んで下さい。

Q2. 今週の土・日は，先生にお会いできるのがとても楽しみです。

　私の実習の症例の義歯ですが，上顎の吸着が足りないと思われますので口蓋後縁の延長と辺縁を獲得して辺縁封鎖を計りたいと思います。

　この時T-Cを入れるジグ模型が合わないので，作り変えないといけないと思いますが，同時にリライニングを行なっても良いのでしょうか？

　リライニング材はトクソーリベース(直接法)を使っても良いのでしょうか？

A2.　上顎の吸着が足りないとの事ですが，いきなり口腔内で直接リライニングすると咬合が狂う怖れがあります。

　リライニングに先立ち，ペリレジンⅡで床辺縁の獲得と口蓋後縁の延長を行った方が確実に吸着が得られます。床の辺縁封鎖がなされたなら，今まで使用していた模型を削って義歯に合うようにして，T-Cをジグでパッキングして，患者さんの口腔内に装着して帰ってもらって下さい。

　次の来院時にその義歯のT-C粘膜面に石膏を打って，ジグ模型を新しく作り，パッキング ジグの前回までの模型を外してつけ替えておきます。

　t.d.の床内面のT-Cを全部剥がし，内面にリライニング材を填入して，パッキング ジグを使用して，間接法によるリライニング法がもっとも狂いが出ず確実です。

　この時使用するリライニング材は，時間的な条件で次の3種類を使い分けて下さい。

　　＊ユニファーストトラッド(GC社)… 急いで仕上げねばならない時に使用する。いわゆる即重レジンであるから加熱の必要なし。

　　＊レペアジン(GC社)… ある程度技工時間がある時に使用，加熱しなくても良いが，加熱する事により仕上がりがきれいになる。

　　＊ハイドロキャスト・リペアマテリアル(KSD社)… 技工時間が確保出来る時に使用，加熱により硬化させる。きれいな仕上がりが期待できる。

　なお，トクソーリベースは口腔内で直接硬化させる直接法にのみ使います。

　(この後，この患者さんにつきましては，実習パートⅢで完成義歯に仕上げられましたが，年が明けてからFaxが入りました)

Q3. 明けましておめでとうございます。昨年は大変お世話になりました。本年もよろしくお願いします。

さて，昨年治療が終了したKさんです。完成義歯装着後も，粘膜面の当たりを調整して，良い状態を保っているのですが，調整後4日くらい経つと違和感・圧迫感あるいは痛みが出てきます。

患者さん本人は，ある程度は満足されているのですが，自分としては少し不満が残る(長期的に無調整でなかった)事もあり，患者さんの同意を得てもう一度チャレンジしたいと思います。

今度の目標は"リンゴ丸かじり，餅，ガム等も噛める"ようにしたい！です。
前回の不満の原因は，上顎の吸着の不足ではないかと考えていますが，今回は機能性・快適性からみても，より良いものを作りたいと願っています。

そこで治療の手順・方法ですが，自分が考えているのは
＜1法＞　今の義歯を複製する。→ 複製した義歯を改造して，咬合採得を行なう。→ t.d.を作る。→ 完成
＜2法＞　今の義歯を口腔内で直接改造する。→満足の得られたところで改床する(この方法では粘膜面の状態はどう考えたら良いのでしょうか？)。

技工料金はかかっても良いので，完璧に仕上げたいと思っています。

A3. 明けましておめでとうございます。

本年もよろしく。

Kさんの症例について。

＊4日目位から違和感・圧迫感あるいは痛みが出るという事ですが，具体的にそれがどの箇所であるかお分かりになりますか？
　　指摘できるようであれば，調整によって改善可能です。
＊上顎の吸着不足はもう少し後縁を延長(約3mm)してみたら解決されるかも知れません。さらに辺縁封鎖出来そうな箇所も点検して下さい。

それでも満足する結果が得られないのならもう一度トライして下さい。その際には，次の事項を注意してみて下さい。
①現在の義歯は，今，適正な中心位(咬頭嵌合位)になっていると思いますか？
②①の位置より後方位で噛む事はありませんか？
　　スルメ等のテストフードを噛ませて，右側下方より咀嚼の仕方を観察して下さい。
③②の位置で噛むような事があれば，その位置で再咬合採得をした方が良いと考えられます。

再咬合採得の治療の進め方
① 現在の義歯を入れたまま，②の位置で静止させ，キサンタノを頬側から注入してバイトを採って下さい。
② その義歯の粘膜面に石膏を流して作業用模型を作り，咬合器にマウントして下さい。
③ 咬合器にマウントする時，咬合平面板に現在の上顎人工歯の切端および頬側咬頭の位置をマジックインキで写し取ってから義歯を外し，患者さんに返して下さい。

従ってこの方法は，先生のお考えになっている，2法の手順でやって行かれるという事になります。
(しかしこの後，最初の基礎床の製作からやり直されました)

その3.(宮崎県) M.H. 先生とのQ&A
(実習のパートⅠで，先生の所の技工士君が製作した技工物(基礎床に上顎は人工歯を基準値で並べ，下顎はワックスを盛り付けたロウ堤)を，お持ち帰り頂いて，ご自分の診療所で総義歯患者に咬合採得されての御質問です。この後，t.d.装着までこぎつけられ奮闘中です)

Q1. 先日は色々と有難うございました。(図58)
早速本日，患者さんの咬合採得を行いました。
下顎がかなり後退した状態になりましたが，上顎前歯を後ろへ持っていくにも限界があると思いますが，どうしたら宜しいでしょうか？

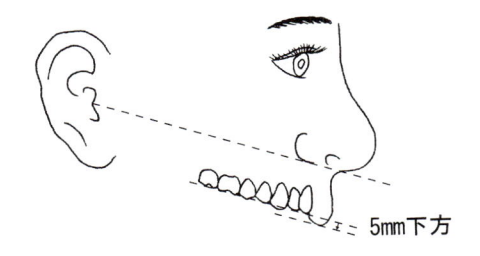

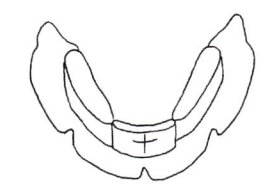

図58 上顎ロウ義歯と下顎ロウ堤を試適した状態

A1. 先日はご苦労様でした。
　①咬合採得した前歯の位置(上顎仮排列してある現在の位置)より3〜5mm舌側へ排列し直した方が良いと思われます。
　②3〜5mm舌側へ移動した位置で上下を再排列して下さい。
　　(M.H.先生とご一緒に来られたD.T.のO君は，難しいと言って尻込みするかも知れませんが，必ず彼にやってもらう事…パートⅡでt.d.を製作する時に当方でチェックしますので)
　③ロウ義歯を試適し顔貌との調和をみて下さい。
　④患者さんが前歯の位置に満足されるか？もう少し前に出して欲しいと希望するか？
　　3〜5mm舌側へ再排列した位置で適正かどうかお知らせ下さい。
　⑤ロウ義歯試適時に，上下の咬合関係・正中の関係・口唇接合線との関係もチェックしておいて下さい。

Q2. 今日患者さんにt.d.を装着して，いくつか疑問点がありましたのでご多忙中申し訳ありませんがお伺いします。
〈質問1〉　坐位と仰臥位でバイトが違っておりました。仰臥位だと少し後退します。教科書には，仰臥位でバイトを採得する方法(ドーソン法)が載っておりますが，坐位と仰臥位ではどちらを優先させれば良いでしょうか？
〈質問2〉　下顎t.d.の吸着は良いのですが，アッカンベーをすると浮きます。初回の段階ではどのような処置をしておけば良いのでしょうか？

A2. お答えします。
〈回答1〉　もちろん坐位を優先します。食事をする時は坐位ですから。
　　　　　仰臥位を参考とする時は「坐位でバイトさせると，前方位で噛む癖がある」人には，仰臥位を取らせ下顎位が後退している事を認識させておいて，坐位にしてその位置でバイトさせるのです。
〈回答2〉　①t.d.を日常生活で使ってもらって，アッカンベーだけでなく，普段でも浮き上がるという訴えがあるか否かを調べて下さい。
　　　　　②日常生活では浮き上がらないが，アッカンベーをしたら浮き上がる時：
　　　　　　ⓐ上口唇を舌先で左右になめさせて義歯が外れるようなら，口唇をなめても外れない所までt.d.の舌側床縁のオーバー部を削除

して下さい。この時義歯を押し上げる床縁の部位は，小臼歯部から大臼歯部に相当する所です。

ⓑ次にアッカンベーをさせると，ⓐの部位よりはさらに後方の床縁を押し上げているのが分かります。そこでその部分を，アッカンベーをしても浮き上がらないように削除して下さい。

ⓐ，ⓑの運動で t.d. が外れなくなったら，T-C (亀水化学のデンチャーソフト 白) を粉液比1：1で重合します。

餅状になったら，舌側床縁に付着させ運動させた後に得られた形態を t.d. の過不足のない舌側床縁と考えて頂いて結構です。

詳しくは文献5のP.67～69を参照して下さい。

Q3. (実習のパートⅡを終られ，技工士君が製作された t.d. を患者さんにセットされてのご質問です)

早速のご返信有難うございます。セミナーの時，先生の所の患者さんの t.d. のフィットテスト時に見せて頂いた下顎の吸着力には驚きました。完成義歯はこれ以上の吸着があるのかと思うと少し興奮致しました。

さて，持ち帰りました t.d. にT-Cをパッキングして実生活に使わせまして，本日来院してもらいましたら，

① 下顎がびっくりする程後方 (約7mm) で咬合しています。勿論良く噛めません。

② さらに下顎第一小臼歯が両側とも，近心半分欠けておりました。

どのように治療を進めていったら良いでしょうか？

A3. 下顎が後退した現在の位置が，患者さんの適正な中心位と思われますか？ (多分，この位置が中心位であるという事で治療を進めましょう)

① オーバージェットが約7mmありますから，これを3mm前後にするために，上顎前歯を舌側へ，下顎前歯を唇側へ移動する必要があります。

下顎前歯が今の状態で良いのであるのなら，上顎前歯のみを移動する事になりますが，審美的には如何でしょうか？

② 破折した左右第一小臼歯は，新しい人工歯に換える必要があります。①で上下6前歯づつの人工歯の位置が定まってから，それに合わせて上下の臼歯群全部を移動させねばなりません。

①，②から，上下すべての人工歯を再排列する訳ですから，カンペル平面との関係もみておいて下さい。

Q4. 私の患者の義歯ですが，咬合調整をして行きましたところ，バイトがずれてきましたので，人工歯を撤去し，再度レッド バイト ブロックで咬合採得し直しました。この後人工歯排列をしなければならないのですが，修正した方が良いと思います。しかし基本的に良く分かっておりませんので，お教え下さい（図59）。

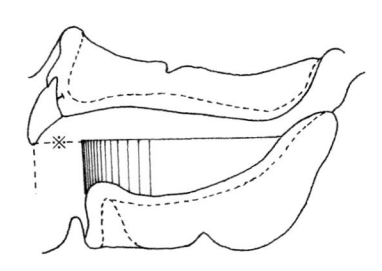

図59 咬合採得した状態
※上顎中切歯より下顎が約10mm後退

①カンペル平面に対しては平行です。ただ上顎前歯の切縁が上唇下縁より5mm位隠れています。
②スピーキング ヴァーティカル ワックスに横線を引きました。
これは下唇上縁の位置です。
前歯の出具合は良いと思うのですが，上顎の人工歯を全体的に5mm位下げた方が良いように考えるのですが……。
次はロウ義歯の試適でお願いします。

A4. 先生の患者さんの症例ですが，ご指摘のように上顎前歯の位置が5mm程上方にあるようですので，スピーキング ヴァーティカル ワックスに記入された位置まで上顎中切歯を下げ，臼歯は平行移動させて再排列致します。
　ロウ義歯の形でお送りしますので，試適をしてその結果をお知らせ下さい。
　（ロウ義歯試適はOKでしたので，当方でt.d.を重合して返送致しました）

参考文献 1.

臨床歯科医必携マニュアル本

Vol.1　開業医のための歯科小外科

臨床に活きる局所麻酔から小外科手術まで　ベーシックコース

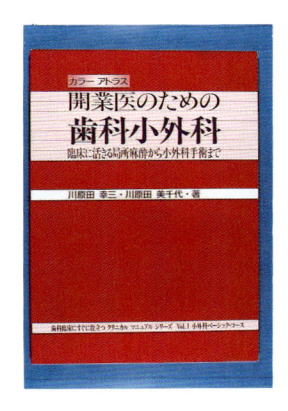

著者：川原田　幸　三
　　　川原田　美千代

定価：6,000円（税込・送料別）

　誰からも学べない，外科の正しい基本テクニックを，しっかりマスターすることが歯科治療のスタート。まずはここから始めて下さい。

== 主 要 項 目 ==

Ⅰ．局所麻酔
　　1.表面麻酔 2.湿潤麻酔 1）浸潤麻酔成功のテクニック 2）浸潤麻酔成功のポイント 3.伝達麻酔 1）下顎孔伝達麻酔の確率を上げるために 2）100％の成功率を得るための下顎孔伝達麻酔のテクニックの"コツ"
Ⅱ．切開
　　1.顎・顔面領域の皮膚切開 2.歯肉・口腔粘膜の切開 3.歯根端切除術の切開法
Ⅲ．膿瘍切開
　　1.膿瘍の診断 2.膿瘍切開のタイミング 3.膿瘍切開部の麻酔法 4.膿瘍切開のテクニック
Ⅳ．膿瘍切開の臨床例
　　1.歯槽膿瘍 2.骨膜下膿瘍
Ⅴ．縫合法
　　1.持針器 2.縫合針 3.縫合糸 4.縫合操作手順 5.抜糸
付：罨法
　　1.罨法の定義 2.罨法の種類 3.罨法の作用と適用 4.歯科における罨法の具体的応用例

発売元　学際企画㈱

〒171－0031　東京都豊島区目白2－5－24 第2平ビル
TEL. 03（3981）7281（代）　　FAX. 03（3981）7284
e-mail address：info@gakusai.co.jp
URL http://www.gakusai.co.jp

参考文献2.

臨床歯科医必携マニュアル本

Vol.2　開業医のための歯科小外科

臨床に活きる歯科小外科のテクニック　アドバンスコース

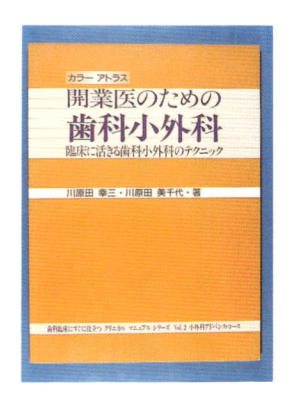

著者：川原田　幸　三
　　　川原田　美千代

定価：6,000円（税込・送料別）

難抜歯，埋伏歯抜歯，歯槽骨整形，嚢胞摘出術，F. Ope.，等。
何でもこいと言える歯科医師になって下さい。

== 主 要 項 目 ==

抜歯　1. なぜこの歯を抜かねばならないか，の理由の説明　2. 抜歯後の治療方針についての説明　3. 抜歯前には必ずスケーリング
局所麻酔を打つ前にチェックする事項　1. バイタルサインの診方　2. バイタルサインのチェックの義務化と習慣化　3. ヘーベルを握る前に，もう一度X線フィルムをよく観て読む

Ⅰ. 普通抜歯
　1. 抜歯に使用する器具　2. 弘法は筆を選ぶ　3. 抜歯は手早くスマートに　4. 手術後の注意　5. 顎，口腔領域の感染症に対する抗菌剤（抗生物質）の使用法について　6. 抜歯後の異常疼痛　7. 手術野（口腔外・口腔内）の消毒法

Ⅱ. 難抜歯　—外科的抜歯—
　1. 抜歯（特に難抜歯・埋伏歯）を行うためのアポイントメントのとり方　2. 残根状態でヘーベル操作が困難な場合の抜歯法　3. 外科的な開放抜歯法　4. 歯槽窩深部の残留歯根の摘出法　5. 上顎洞に接近（接触）している歯根の抜歯　6. 抜歯後の「圧迫ガーゼ」の当て方

Ⅲ. 埋伏歯
　1. 埋伏歯の発現部位　2. 埋伏歯のX線診査のポイント

Ⅳ. 臨床編　—歯科小外科手術—
　1. 上顎正中部逆生過剰埋伏歯　2. |1 2部逆生過剰埋伏歯　3. 上顎第2小臼歯の埋伏　4. 下顎第2小臼歯の舌側転移　5. 下顎第2小臼歯の埋伏　6. 下歯槽神経・オトガイ神経麻痺　7. 6|近心傾斜による E|・5|の埋伏　8. 上顎（水平）埋伏智歯　9. 下顎水平埋伏智歯　10. 歯肉剥離掻爬（フラップ）手術　11-1. 大きい顎嚢胞の摘出と骨補填剤の填塞　11-2. ドラエモン圧迫止血法による術後腫脹の経過観察　12. 歯根端切除術　13. 小帯異常（上唇小帯）　14. 口腔前庭拡張術と小帯移動術　15. 舌小帯異常　16. タービンによる損傷

発売元　学際企画㈱

〒171－0031　東京都豊島区目白2－5－24　第2平ビル
TEL. 03 (3981) 7281 (代)　　FAX. 03 (3981) 7284
e-mail address : info@gakusai.co.jp
URL http://www.gakusai.co.jp

参考文献3.

臨床歯科医必携マニュアル本

Vol.3　開業医のための局部床義歯

臨床に活きるクラスプ義歯からコーヌス義歯の製作法

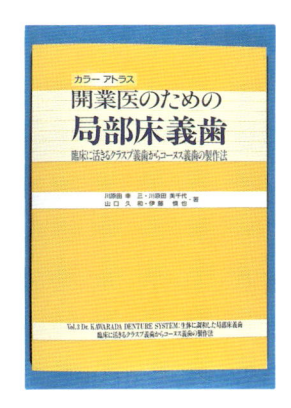

著者：川原田 幸 三，川原田 美千代，
　　　山口 久和，伊藤 慎也

定価：6,000円（税込・送料別）

　カワラダ デンチャー システム
　クラスプデンチャー，コーヌスデンシャー，アタッチメントデンチャー　わが国の急激な高齢化に伴う，熟年層の欠損補綴に有床義歯は最適。

== 主 要 項 目 ==

Ⅰ. 床義歯が得意（好き）になるために
　1. 義歯補綴の師匠　2. インプラントとデンチャーのメリット・デメリット　3. 床義歯のメリットを知る　4. 患者さんからお金の頂戴できる義歯づくりを　5. 義歯の設計はデンティストの仕事　6. 腕の良いテクニシャンと組む

Ⅱ. 義歯治療上達の近道
　1. 良い師を選んで実地訓練　2. 咬合維持の重要性の認識　3. 義歯治療には発想の転換が必要　4. 局部床義歯の新手法　5. **KAWARADA DENTURE** による局部床義歯製作法

Ⅲ. メタルプレートの構成要素
　1. レスト座とレスト　2. ガイド面とガイドプレート　3. 各種クラスプが有している基本的要件の評価　4. **R.P.I. Retainer**　5. ガイド面とガイドプレートに関する私的考察　6. メジャーコネクター　7. マイナーコネクター

Ⅳ. 金属床設計アルバム
　1. 上顎片側遊離端欠損症例　2. 上顎両側遊離端欠損症例　3. 下顎片側遊離端欠損症例　4. 下顎両側遊離端欠損症例　5. 前歯部中間欠損を含む下顎片側遊離端欠損症例　6. 前歯部中間欠損を含む下顎両側遊離端欠損症例

Ⅴ. 臨症例　―生体に調和した局部床義歯の製作法―
　1. クラスプ・デンチャーの製作法　2. アタッチメント・デンチャーの製作法　3. コーヌス・デンチャーの製作法　4. 必ず成功させるために

発売元　学際企画㈱

〒171-0031 東京都豊島区目白2-5-24 第2平ビル
TEL. 03(3981)7281(代)　　FAX. 03(3981)7284
e-mail address：info@gakusai.co.jp
URL http://www.gakusai.co.jp

参考文献4.

臨床歯科医必携マニュアル本

Vol.4　開業医のための総義歯臨床補綴

臨床に活きるフル・デンチャー"りんごの丸かじり"

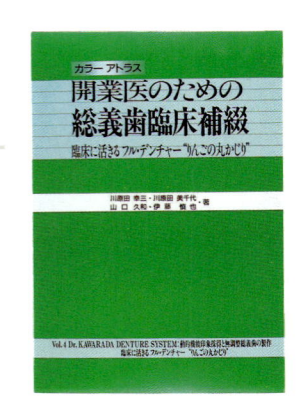

著者：川原田 幸三，川原田 美千代，
　　　山口　久和，伊藤　慎也

定価：6,000円（税込・送料別）

カワラダ デンチャー システム
初心者にも OK，動的機能印象と水圧過熱精密重合器による総義歯の製作。
リンゴの丸かじりができる，全く新しい総義歯テクニック。

== 主 要 項 目 ==

Ⅰ. 総義歯が得意（好き）になるために
　1. 果して総義歯の需要は減るのだろうか　2. 保険の総義歯と自由診療の総義歯はどこが違うのか　3. 総義歯は何故むつかしい―従来の総義歯製作法で満足させられない原因を探る―　4. Hydro-Cast Programとの衝撃の出会い　5. Dr. KAWARADA DENTURE SYSTEMの誕生―Hydro-Cast Programの改良―　6. 総義歯テクニックの上達法

Ⅱ. **Dr. KAWARADA DENTURE SYSTEM** による無調整義歯の製作法

Ⅲ. 診査・診断から咬合床製作まで
　1. 診査・診断　2. 顎堤粘膜の印象採得　3. 模型材の選択，作業用模型の削除・整形，咬合床の製作

Ⅳ. 咬合採得
　1. 従来法の咬合堤による咬合採得　2. 本システムにおける咬合採得の実際

Ⅴ. リンガライズド・オクルージョン
　1. 歯学教育における総義歯の咬合様式　2. 歯の喪失に伴う顎堤弓の変化　3. リンガライズド・オクルージョンとは　4. 本システムのリンガライズド・オクルージョン　5. 治療用義歯の製作

Ⅵ. T-C packing jig の開発とその操作法
　1. T-C packing jigの開発　2. t.d.と咬合面石膏コアのT-C packing jigへの装着　3. t.d.の試適とフィットテスト　4. T-Cの粉液の計量，混和と撹拌，重合　5. T-C packing jigの操作法

Ⅶ. t.d. の粘膜調整と咬合調整による動的機能印象採得
　1. 粘膜調整法　2. 粘膜調整時の諸注意　3. 咬合調整法　4. 動的機能印象の採得　5. 動的機能印象採得後の印象面のボクシング法による作業用模型の製作

Ⅷ. 重合くんによる無調整義歯の製作
　1. 治療用義歯の人工歯と作業用模型の位置的関係の記録・保存　2. 人工歯の撤去，清掃・洗浄，人工歯配列，歯肉形成　3. 埋没・流蝋・重合・掘り出し・研磨　4. 最終義歯（無調整義歯）の装着　5. 術後の経過観察

Ⅸ. 仕上げは底面に歪みを出さない重合器で
　1. 水圧加熱精密重合器（重合くん）の開発　2. 重合くんの機構と特徴

発売元　学際企画㈱

〒171－0031　東京都豊島区目白2－5－24　第2マビル
TEL. 03 (3981) 7281 (代)　　FAX. 03 (3981) 7284
e‐mail address：info@gakusai.co.jp
URL http://www.gakusai.co.jp

参考文献 5.

臨床歯科医必携マニュアル本

Vol.5 開業医のための総義歯難症例の臨床

臨床に活きるフル・デンチャー "総義歯と審美補綴"

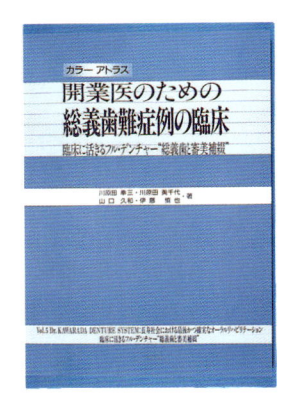

著者：川原田 幸三, 川原田 美千代,
山口 久和, 伊藤 慎也

定価：6,000円(税込・送料別)

カワラダ デンチャー システム
歯医者泣かせのTMJ異常や高度顎堤吸収等の難症例を成功に導く，今まで手を出せなかった，どんな難しいお口でもこの手法を使えばOK。

== 主 要 項 目 ==

Ⅰ. 総義歯の真の難症例とは
　1. 総義歯難症例の条件とは　2. KAWARADA DENTUREでは難症例がすぐ分かる　3. 治療へ入る前の，患者へのインフォームドコンセント　4. 難症例への一般的対策
Ⅱ. 総義歯はオーラルリハビリテーションの生涯最後のトリデ
　1. インプラント総義歯の可能性　2. 本システムでなければならない理由　3. 段階的に総義歯にしていく　4. 抜歯の適齢期を考える　5. この義歯で一生噛ませるという執念
Ⅲ. 総義歯難症例　成功への糸口
　1. 患者さんの『噛みたい・食べたい』という意欲　2. 次に打つ手を考える　3. 行き詰まった時には，アドバイスしてもらえる指導者をもつ
Ⅳ. 総義歯難症例の臨症例
　1. T-コンでは確かに痛みはとれるが，それを重合しても，患者が満足する義歯は出来ない　2. 顎位がなかなか定まらない症例　3. フラビーガム症例　4. 顎堤の異常吸収症例　5. 下顎無歯顎症例　6. 上下顎堤アーチの異なる（下顎が大きい）症例　7. 下顎のアーチに比べ上顎が小さい時，下顎顎堤頂を優先して人工歯を配列したら義歯は転覆してしまう　8. 下顎舌側床縁の獲得法　9. 多数義歯の保有者　10. 床義歯による審美補綴　11. "月のアバタ"はどうして出来る？ 突然の下顎の後退はなぜ起きる？

発売元　学際企画㈱

〒171-0031 東京都豊島区目白2-5-24 第2平ビル
TEL. 03(3981)7281代　　FAX. 03(3981)7284
e-mail address：info@gakusai.co.jp
URL http://www.gakusai.co.jp

参考文献6.

臨床歯科医必携マニュアル本

Vol.6　開業歯科の明日を開くために

フルマウス・フルライフの歯科治療を

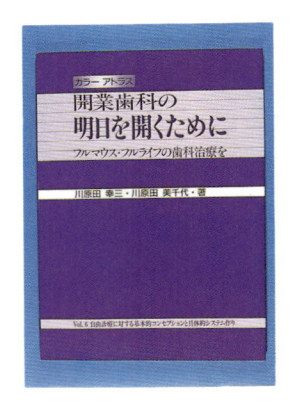

著者：川原田　幸　三
　　　川原田　美千代

定価：6,000円（税込・送料別）

これから生き残っていくための開業歯科の自由診療に対する基本的コンセプトと具体的システム作り。歯科界もビッグバン，サバイバルを賭けた医院経営の決め手をさぐる。

== 主 要 項 目 ==

Ⅰ．開業歯科の現在に不安はないか
　　1.経済的（経営上の）な不安材料　2.診療内容における不満材料　3.咬合破綻の患者は一口腔単位で治療しなければ歯科治療にはならない　4.歯科におけるホームドクターとなる姿勢—不特定多数でなく固定的な患者獲得—　5.自由診療導入の必要度
Ⅱ．保険診療と自由診療はどこが違うか？
　　1.自由診療導入（歯科医師サイド）のモチベーション　2.固定客になって頂く4段階　3.ターミナルオーラルケアーはフルデンチャーで　4.自由診療の治療—臨床例—
Ⅲ．歯科における保険診療と自由診療
　　1.赤の他人にする治療と身内にする治療　2.患者さんやまわりの関係者のコンセンサス・認知を得るには，10年かかる　3.自由診療の真髄は機能性と快適性にあり　4.保険診療と自由診療の違いは材料の差にあらず
Ⅳ．自由診療を成功させるために
　　1.ブラークコントロールやスケーリングも真剣勝負　2.外科・歯周外科処置は補綴を成功させる鍵　3.歯槽骨鋭端症—歯槽骨整形術—　4.7の近心傾斜—補綴前にMTM—　5.歯内療法は完璧に　6.メタルコアーで支台歯の築造　7.支台歯形成　8.1歯欠損のブリッジ支台やそれ以上多数歯の支台の作業用模型は口腔内と同じではない　9.前ロウ着・後ロウ着は必ず口腔内で石こうコアを採得する　10.テックによるプロヴィジョナル・レストレーションを確実に　11.精密印象材による印象採得　12.メタルが違えばその適合度は，一目瞭然　13.最終補綴物の合着
Ⅴ．患者さんへのインフォームド・コンセント
　　1.誰がどのように説明するのが良いか　2.患者さんに選ばれる歯科医院作り
Ⅵ．自由診療をふやすための診療方針・診療体型
　　1.その患者にとっての最良の治療はひとつ　2.役割分担を明確に　3.沈滞ムードの歯科界に"活"を入れよう

発売元　学際企画㈱

〒171－0031　東京都豊島区目白2－5－24　第2平ビル
TEL．03（3981）7281㈹　　　FAX．03（3981）7284
e-mail address：info@gakusai.co.jp
URL http://www.gakusai.co.jp

索　引

【英字】

edge to edge ……………… 96
Ful.O. …………………… 11, 98
H-C® ………………… 135, 140
H-C P.用材料 ……………… 17
Hydro-Cast Program ……… 22
　　──による総義歯製作手順 ‥ 28
Ling.O. …………… 11, 98, 103
over bite ………………… 96
over jet …………………… 96
posterior separation ……… 96
T-C ………………… 133, 139
T-C 填入 ………………… 139
T-C パッキング ジグ
　　………… 12, 22, 104, 116
TMJ ……………………… 129

【あ行】

圧接法 …………………… 65
圧力釜 …………………… 65
アバタ …………………… 141
アンダーカット …… 40, 48, 112
維持力 …………………… 17
イボカップ(システム) ……… 146
印象採得のコツ ……… 59, 62
印象時の圧力 ……………… 60
印象方法 ………………… 121
インフォームド コンセント …… 41
インプラント ……………… 55
浮きあがり …………… 40, 142
S発音 …………………… 84
嘔吐反射 ………………… 33

オクルーザル インディケーター ワックス ……………………… 25

【か行】

解剖学的ランドマーク …… 75, 78
下顎義歯 ………………… 142
　　──の浮きあがり ……… 40
下顎歯列弓の拡大 ………… 99
下顎舌側床縁 …………… 111
下顎前歯部 ……………… 93
下顎前突症 ……………… 78
下顎の吸着力 …………… 18
下顎ロウ堤 ……………… 179
カチカチ音 ……………… 68
仮排列 …………………… 74
カワラダ デンチャー システム
　　……………… 9, 19, 32
　　──による無調整義歯製作法
　　……………………… 30
　　──のセットアップキット
　　……………………… 13
患者への説明法 …………… 41
患者への対応 …………… 157
概形印象 ………………… 57
外形線の設定 …………… 64
顎位 ……………… 77, 100, 129
　　──の決定法 ………… 126
顎関節 …………………… 129
顎関節症 ………………… 129
顎舌骨筋線 ……………… 66
顎堤 …………………… 167
　　──の異常な骨吸収 …… 168

顎堤条件の悪い症例 ………… 37
顎堤粘膜の印象 ……………… 9
基礎床 …………………………… 64
　　──の材料 ……………… 65
　　──の製作 ……………… 64
基礎床外形線の設計 ………… 64
臼歯排列 ………………………… 93
臼歯排列方法 …………………… 95
臼歯部4歯排列 ………………… 94
吸着力 …………………………… 17
禁忌症 …………………………… 32
金属床 …………………………… 155
技工操作 ……………………… 146
技工物製作期間 ……………… 42
技工用材料 …………………… 153
技工料 …………………………… 13
義歯安定剤 …………………… 84
義歯洗浄剤 …………………… 138
義歯取り扱い方 ……………… 159
義歯の洗い方 ………………… 159
義歯の管理 …………………… 158
後顎舌骨筋窩 ………………… 66
咬合音 …………………………… 68
咬合器 …………………………… 97
咬合挙上法 …………………… 131
咬合高径 ……… 54, 81, 86, 89, 170
咬合採得 …………… 80, 126, 132
咬合床 …………………………… 65
咬合調整法 ……………… 25, 124
咬合面コアの採得法 ………… 110
咬合力 …………………………… 18
交叉咬合 ………………………… 99
交叉咬合排列 ………………… 101
硬質レジン人工歯 …………… 68

後処置 …………………………… 47
口輪筋の緊張 ………………… 142
個人トレー …………………… 57
骨隆起 …………………………… 49
コンデュロフォーム人工歯 … 70
ゴシックアーチ ……………… 128

【さ行】

再咬合採得 …………………… 81
最終義歯の製作 ……………… 146
再排列 …………………………… 75
作業用模型の製作 …………… 61
削合 ……………………………… 61
歯槽骨整形 …………………… 47
歯槽骨整形術 ………………… 51
歯肉形成 ……………………… 152
就寝中 ………………………… 160
出血 ……………………………… 48
床置換法 ……………………… 116
床の外形 ………………… 64, 66
床裏装法 ……………………… 116
シリコンポイント …………… 124
ジグ …………………………… 105
自費請求 ……………………… 42
自費の勧め方 ………………… 41
重合 ……………………………… 11
重合くん ……………………… 146
重合法 …………………………… 36
自由診療 ………………… 43, 44
　　──の治療費 ……………… 43
常温重合レジン ……………… 65
上顎臼歯の排列位置 ………… 76
上顎臼歯の排列法 …………… 76
上顎義歯床 …………………… 64

上顎口蓋後縁 ・・・・・・・・・・・・・・・・・ 111
　　── の延長法 ・・・・・・・・・・・・・ 35
上顎口蓋部 ・・・・・・・・・・・・・・・・・・・・ 111
上顎歯列弓の狭窄 ・・・・・・・・・・・・ 99
上顎ロウ義歯 ・・・・・・・・・・・・・・・・ 179
人工歯 ・・・・・・・・・・・・・・・・・・ 27, 67
人工歯排列(法)
　　・・・・・・・・・・・・ 11, 73, 75, 78, 93
人工歯排列位置 ・・・・・・・・・・・・・・ 73
人工歯排列基準 ・・・・・・・・・・・・・・ 75
水圧加熱精密重合器 ・・・・ 9, 23, 151
水平的顎位決定の方法 ・・・・・・・・ 127
スキーゾーン ・・・・・・・・・・・・・・・・ 95
スキッドブロック ・・・・・・・・ 130, 167
スピーキング バーティカル ワックス
　　・・・・・・・・・・・・・・・・・・・・・・・・・・ 86
スロートフォーム ・・・・・・・・ 62, 112
石膏 ・・・・・・・・・・・・・・・・・・・ 119, 148
接触音 ・・・・・・・・・・・・・・・・・・・・・・ 68
切端咬合 ・・・・・・・・・・・・・・・・・・・・ 74
舌側床辺縁獲得法 ・・・・・・・・・・・・ 113
舌側床辺縁の延長 ・・・・・・・・・・・・ 113
舌小帯部 ・・・・・・・・・・・・・・・・・・・・ 105
前処置 ・・・・・・・・・・・・・・・・・・・・・・ 47
即重レジン ・・・・・・・・・・・・・・・・・・ 113
咀嚼時機能障害 ・・・・・・・・・・・・・・ 37
ソフトプラスター ・・・・・・・・・・・・ 26

【た行】
ダイヤフラムワックス ・・・・・・・・ 148
ダイヤモンドポイント ・・・・・・・・ 124
チャージ(料) ・・・・・・・・・・・・ 41, 44
中心位 ・・・・・・・・・・・・・・・・ 128, 129
　　── の確立 ・・・・・・・・・・・・・・・ 9

　　── の決定法 ・・・・・・・・・・・・ 126
　　── の採得 ・・・・・・・・・・・・・・ 85
治療期間 ・・・・・・・・・・・・・・・・・・・・ 42
治療代金 ・・・・・・・・・・・・・・・・・・・・ 41
治療用義歯 ・・・・・・・・・・・・・・・・・・ 144
ティッシュ・コンディショナーの種類
　　・・・・・・・・・・・・・・・・・・・・・・・・ 136
適応症 ・・・・・・・・・・・・・・・・・・・・・・ 32
デュプリケート デンチャーの製作法
　　・・・・・・・・・・・・・・・・・・・・・・・・・・ 53
デンタルアーチ ・・・・・・・・・・ 22, 76
陶歯 ・・・・・・・・・・・・・・・・・・・・ 67, 69
糖尿病 ・・・・・・・・・・・・・・・・・・・・・・ 137
飛び出す ・・・・・・・・・・・・・・・・・・・・ 142
トラブル ・・・・・・・・・・・・・・・・・・・・ 158
トリートメントジグ ・・・・・・ 25, 110
動的機能印象採得 ・・・・・・・・ 9, 144

【な行】
難症例 ・・・・・・・・・・・・・・・・・・・・・・ 77
粘膜 ・・・・・・・・・・・・・・・・・・・・・・・・ 133
粘膜調整剤 ・・・・・・・・・・・・・・・・・・ 118
　　── の種類 ・・・・・・・・・・・・・・ 136
粘膜調整法 ・・・・・・・・・・・・・・ 22, 133

【は行】
ハイドロ キャスト マシーン ・・・・ 23
外れる ・・・・・・・・・・・・・・・・・・・・・・ 142
反対咬合 ・・・・・・・・・・・・・・・・ 74, 99
バイオブレンド陶歯 ・・・・・・・・・・ 24
バイト ・・・・・・・・・・・・・・・・・・・・・・ 119
抜歯 ・・・・・・・・・・・・・・・・・・・・・・・・ 47
抜歯後 ・・・・・・・・・・・・・・・・・・・・・・ 50
パーキンソン症候群患者 ・・・・・・・ 127

パウンドライン ･････････････ 94
パラフィンワックス ･･････････ 82
ビスコゲル ･･････････････ 135
ピルキントンターナー30° ･････ 93
ピルキントンターナー30°硬質レジン歯
　････････････････････････ 24
ピルキントンターナー30°陶歯
　････････････････････････ 69
フラスコ埋没 ･･･････････ 148, 152
フラビーガム ････････････ 121
フランクフルト平面 ･･･････ 78
ふりかけ法 ･････････････ 65
フルバランスド オクルージョン
　････････････････････ 11, 98
ブレードティース ･･･････････ 71
プラスチックフォッサ・パターンの作り方 ･･････････････････ 31
辺縁封鎖 ････････････････ 9
保険診療違反 ･･････････････ 45
膨隆部の削除術 ･･･････････ 51
ポストダム域スロートフォーム
　････････････････････････ 61

【ま行】
マイクロウェーブ ･･･････ 149

マルチブレードカスプ・パターン
　････････････････････････ 24
無歯顎の概形印象トレー ･･････ 57
無調整義歯製作法 ･･････ 10, 30
メタルフォッサの植立法 ･･････ 31
メタルブレードの植立法 ･･････ 31
模型用プラスター ･･･････････ 61
モデリングコンパウンド ･･････ 57

【や行】
有歯顎の概形印象トレー ･･････ 58

【ら行】
リコール ･･･････････････ 158
リベース ･･･････････････ 116
両側性均衡咬合 ･･････････ 25
リライニング ･･･････････ 116
リンガライズド オクルージョン
　･････････････････ 11, 98, 103
レジン ･････････ 113, 116, 146
レジン歯 ･････････････････ 67
レジン床 ･････････････････ 155
レジン重合法 ･･･････････ 147
レッド バイト ブロック ････ 86, 87
レッド バイト ワックス ･･････ 82
ロウ義歯 ･･････････････････ 81

おわりに

　この度はカワラダ デンチャー システムに関する質疑応答集をお読み下さり，本当に有り難うございました。
　さて8020運動やインプラントの流行で，あたかも有床義歯治療の重要性を軽視するような風潮が歯科界の一部にあるようですが，21世紀に入り一段と高齢化が進む我が国において，義歯に対するニーズが減るどころか益々増大すると考えておりますが，その論拠となる点を最後にまとめておきます。

①いくら熱心に歯磨きしても，人の歯は抜ける時には抜けるものなのです。歯磨きと歯槽骨の吸収は直接には無関係なのです。
②高齢になるほど，歯を残すという選択がベストであると言えなくなります。患者が多数歯を残して寝たきりになられたら，その口腔管理は誰がすれば良いのでしょうか？抵抗力の落ちた高齢者は，当然口腔疾患にも罹患しやすいのです。老後の口腔管理のやりやすさからすれば，良く噛める総義歯で過ごして頂くのが最高なのです。
③しかし従来の総義歯製作法では，適合の良い，何でも良く噛める総義歯を常に患者に提供するのは困難でした。だから出来る限り歯を持たせて，総義歯にしないように意を用いておられる先生が多いようですが，義歯では充分な機能回復が出来ない事には変わりありません。
④カワラダ デンチャー システムでは，一連のシステム化されたテクニックを，診療サイドでも技工サイドでも手順を追って実行し，専用の機器(T-Cパッキング ジグや水圧加熱精密重合器"重合くん"等々)を使用して治療を進めていけば，必ず患者に満足を与えられる総義歯を作り上げる事が出来るものなのです。
⑤21世紀の歯科医療は，保険が適用されるかされないかではなく，患者のQOLを如何に高められるかが最大のポイントになってくると思います。噛めない天然歯や，まして噛めない義歯で我慢させる歯科医療は，患者から敬遠されるでしょう。機能の良い義歯を作ってくれる歯科医師が求められ，技術を持った者が生き残っていくと予測されます。
⑥加齢とともに，老眼鏡や杖や車椅子が必要になってくるように，総義歯もより豊かな老後を支える必須のアイテムになってくるのは，もうすぐであると考えねばならないでしょう。

以上の信念の基に，何でも安心して噛める無調整総義歯の製作法カワラダデンチャーシステムを勉強して頂こうと，'88 (S. 63) 年から講演会や実技・実習セミナーを開催し続けて，早，新世紀に入ってしまいました。

　これまでに多数の先生方に聴講して頂き，その中の1割強の皆様が実技・実習に来て下さいました。その間にご質問頂いた中から厳選して本編を編ませて頂きました。科学は日進月歩と申しますが，本システムも段々と歯科医術のテクニックとして理論立ってくるプロセスを，本文の推敲をしつつ，試行錯誤の中から確実に成功に結びつけるために発見した幾つかの手法や，何度も失敗を繰り返し苦労して開発した機器を思い，我ながら著しい進歩の跡がうかがえるではないか！と，いささか自負の念を禁じ得ない次第であります。

　最後に，今回本書の出版に当たり，多大なるご協力を頂いた学際企画㈱社長・佐藤武雄氏並びに編集・製作にご尽力いただいた村上百恵さんに深く感謝致します。

2001 年初秋

川原田 幸三・美千代

著者略歴

川原田 幸三
- 1941年　三重県に生まれる
- 1967年　大阪歯科大学卒業
- 1972年　三重大学医学部大学院終了(医学博士)
- 1973年　三重大学医学部講師
　　　　　同付属病院口腔外科医長
- 1974年　三重県立公衆衛生学院非常勤講師
- 1975年　三重県津市にて開業
　　　　　三重大学医学部非常勤講師
- 1988年　朝日大学歯学部非常勤講師
- 1989年　岡山大学歯学部非常勤講師
- 2001年　日本補綴歯科学会評議員

山口 久和
- 1952年　三重県に生まれる
- 1975年　愛知工業大学応用化学科卒業
- 1980年　三重県立公衆衛生学院歯科技工学科卒業
- 1982年　カワラダ歯科勤務
- 1987年　㈲ケイケイ デンタル サービス主任技工士
- 1980年　日本技工士会認定講師

川原田 美千代
- 1943年　東京都に生まれる
- 1966年　三重大学農学部卒業
　　　　　三重県立名張高校勤務
- 1980年　三重県立公衆衛生学院衛生士学科卒業
　　　　　カワラダ歯科勤務
- 1983年　三重大学医学部衛生学教室研究生
- 〜
- 1988年
- 1988年　三重県歯科衛生士会会長
- 〜　　　三重県立公衆衛生学院非常勤講師
- 1992年
- 1988年　朝日大学歯学部口腔病理学教室研究生(歯学博士)
- 1997年　朝日大学歯学部非常勤講師

協力者

川原田 裕子 (長島中央病院歯科医長)
川原田 若子 (京都大学口腔外科学教室研究生)

"痛い" "噛めない" "外れる" 総義歯救出大作戦
カワラダ デンチャー システム
臨床質疑応答集

定価 （本体　9,500 円＋税）	2001年8月27日　印刷
	2001年9月14日　発行

著　者　　川原田　幸三, 山口　久和, 川原田　美千代
発行者　　佐藤　武　雄
発刊所　　学　際　企　画　㈱
　　　　　〒171-0031　東京都豊島区目白2-5-24
　　　　　TEL 03(3981)7281(代)　FAX 03(3981)7284
　　　　　E-mail　info@gakusai.co.jp
　　　　　URL　　http://www.gakusai.co.jp
装幀者　　斉　藤　真　砂
印　刷　　㈲共栄社

Ⓒ無断転用禁ず　　（落丁・乱丁本はお取替え致します）

ISBN4-906514-40-5　C3047　¥9500

Dr. KAWARADA DENTURE SYSTEM
ビデオ ライブラリー 御案内

導入編 （川原田 幸三 監修）
カワラダ デンチャー システムによる総義歯製作法

旧義歯からの改造

* どんなに努力しても従来法では成功しない
* フルバランスの人工歯排列では、バイトの狂いが分からない、調整が難しい
* 何故、スモール デンチャーになってしまうのか
* クレームだらけの旧義歯をどう改善していくのか
* 床縁を拡大して辺縁封鎖を図り、人工歯排列を リンガライズド オクルージョン に改変する
* 治療用義歯の製作から T-C パッキング ジグ を使用したティッシュ コンディショニングの効果
* 粘膜調整・咬合調整はどのようにすすめるのか
* 何でも噛める治療用義歯にして行く
* T-Cによる 動的機能印象 完了時の床粘膜面の状態
* 『重合くん』登場！治療用義歯を寸部違えず完成義歯に移行させる
* まったくの 無調整 で患者の口へ装着 リンゴの丸かじり ができる総義歯の出来上がり

定価　18,000円（税・送料別）
平成14年2月　発売予定

発売元　学際企画㈱

〒171-0031 東京都豊島区目白2-5-24 第2平ビル
TEL. 03(3981)7281(代)　　FAX. 03(3981)7284
e-mail address：info@gakusai.co.jp
URL http://www.gakusai.co.jp

リンゴのまるかじり！
カワラダ デンチャー システムによる
完全無調整完成義歯製作法
実技・実習セミナーのご案内

講師	川原田 幸三 先生 カワラダ歯科・口腔外科　院長 山口 久和 先生 ㈲ケイケイデンタルサービス　主任技工士	協力	カワラダ歯科・口腔外科　＆ ㈲ケイケイデンタルサービス スタッフ一同

開催日程	全6日間（隔月の土曜，日曜，3回コース） 次回開催日程は，学際企画へお問い合わせ下さい。
会　場	カワラダ歯科・口腔外科　＆　ケイケイデンタルサービスラボ 三重県津市新町2丁目5－52
定　員	歯科医師 6名（なるべく技工士との同伴参加が望ましい） 同伴技工士 6名（単独参加の場合はご相談下さい）

本実技・実習セミナーの特色

① 本コースでは，実習と並行して先生の患者さんも，必ず1症例完成させていただきます。

　ただし患者さんは同伴していただくのではなく，各自の診療室で実習と同じように，実習を確認する形で治療していって下さい。勿論，D.T.にはその患者さんの模型で実習していただきます。
　（もしどうしてもうまくいかない場合は，Part Ⅲのみ患者同伴で結構です）
　これまでの実習のように，脇でただ見ている（デモ見学）だけでは，ほとんどご自分のものには出来なかったと思います。

② まず細部まで，正しいテクニックをきちんと身に付けるのが難症例を成功させる一番の近道なのです。

　カワラダ デンチャーの真の優秀さを，先生自身が体験なさって，『総義歯でもこんなに良く噛め，チャーミングに若々しく変身出来る』ことを，患者さんにご理解いただいて下さい。
　当セミナーは，何度でも繰り返しご参加いただいて良いシステムですので，今回どうしても適当な患者さんが見つからない場合は，まず実習をお受けになり，患者さんが出てこられた時点で，その方をモデルにもう一度実習して下さい。

③ 一症例は必ず責任をもって完成させていただきますので，患者さんへのチャージも自由におっしゃって下さって結構でございます。

　併せて，義歯補綴に必要な外科のセミナーも含んでおります。

●実技・実習コースの概要と受講料

Part I (1日目, 2日目)

歯科医師コース	技工士コース
診査・診断 印象採得の実際 顎・顔面の計測, 人工歯選択 咬合採得法 蝋義歯試適 T-C (jigによる) 填入 T-C計量・混和・重合 治療用義歯装着 咬合調整法 粘膜調整法 粘膜面の調整 咬合調整 〔技工実習見学〕 質疑応答	技工操作に必要な器具・ 器材の説明 〔実技・実習〕 受講された先生の患者の 作業用模型の整形と リリーフ 基礎床の製作 受講された先生の患者の 上顎人工歯(前歯部)仮排列 上顎人工歯(臼歯部)仮排列 下顎咬合床の製作 〔デモ見学〕 モデル患者の 治療用義歯の製作 質疑応答

Part II (3日目, 4日目) (Part I から約2ヵ月後)

歯科医師コース	技工士コース
最終印象完了 動的機能印象採得 レジン床削合 〔経過観察〕 術後経過観察 〔技工実習見学〕 最終完成義歯装着 〔口腔外科実技・実習〕 補綴に必要な小外科 質疑応答	モデル患者の ボクシング 作業用模型の製作 咬合面コアの製作 作業用模型の咬合器装着 コア咬合器装着 人工歯撤去, 清掃 歯肉形成 専用フラスコへの埋没 流蝋 "重合くん"による重合 掘り出し, 研磨 最終義歯完成 〔施術見学〕 質疑応答

Part III (5日目, 6日目) (Part I から約4ヵ月後)

歯科医師コース	技工士コース
義歯装着後の経過観察 (スライド供覧) 総義歯難症例の臨床 〔経営セミナー〕 　講師：北田雅彦 Dr., D.T.合同総括講義	〔実技・実習〕 受講された先生の患者の 作業用模型の製作 咬合面コアの製作 作業用模型の咬合器装着 コア咬合器装着 人工歯撤去, 清掃 レジン床削合 歯肉形成 専用フラスコへの埋没 流蝋 "重合くん"による重合 掘り出し, 研磨 最終義歯完成 Dr., D.T.合同総括講義

※Part Iの1日目終了後, 懇親会をします。

※追加デモ (Part I～IIIの空いている時に)
　○ 床辺縁の延長法
　○ 舌側床辺縁の獲得法
　○ 口蓋後縁の拡張法
　○ 咬合挙上の実際

受講料

　歯 科 医 師　　395,000 円

　同伴技工士　　200,000 円

　※分割2回払いも可能です,
　　ご希望の方はご相談下さい。

お問い合わせ先

学際企画 株式会社

〒171-0031　東京都豊島区目白2-5-24　第2平ビル
TEL 03(3981)7281(代)　　FAX 03(3981)7284
e-mail：info@gakusai.co.jp

超長寿社会の我が国の時代を先取りする
Dr. KAWARADA DENTURE SYSTEM　総義歯製作法

２１世紀の義歯補綴には

『重合くん』が決め手！

☆全国の歯科医師・歯科技工士の先生方☆

この事実をご存じですか？

＊今や総義歯治療もシステム化された
一連のテクニックで、どんな難症例も
見事にクリアー‼
⇒カワラダ デンチャー システム

＊システムに従って治療用義歯を完璧に
仕上げ、そのままをそっくり重合して
最終義歯を完成、これまでどの重合器
も避け得なかった重合歪み・熱歪みが
臨床的に診てゼロ、
患者へのセットはまったくの無調整‼
⇒世界中で唯一、『重合くん』だけが
"なせるワザ"（勿論、局部床義歯も）
§粘膜面からの加熱重合§
§模型への圧力・水圧２トン、油圧７トン§
§温度・時間・圧力の設定はデジタルで§
§全てのメーカーの床用レジンに対応§

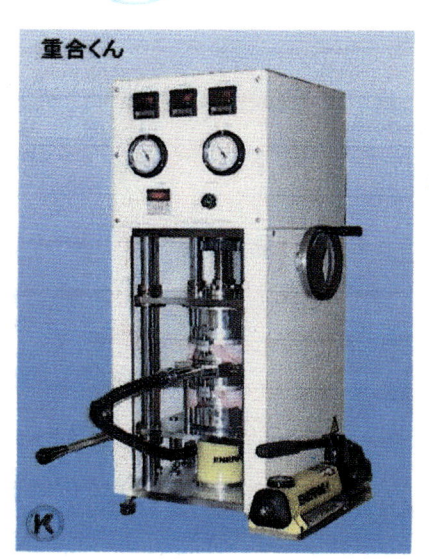

我が国のハイテクを結集
コンパクトで堅牢な作り

《実技・実習セミナーを受講して頂いた先生にお分け致します》
　　定価　¥2,000,000（２床分の重合の技術指導を含む）
　　リース価格　６年　¥33,800，７年　¥29,800

お問合せは　（有）ケイケイ デンタル サービスへ　Tel 059-226-8294
　　　　　　　　　　　　　　　　　　　　　　　　Fax 059-226-2497